慢性頭痛を改善に導く
神ワザ治療院10選

神ワザシリーズ

文芸社治療院特別取材班

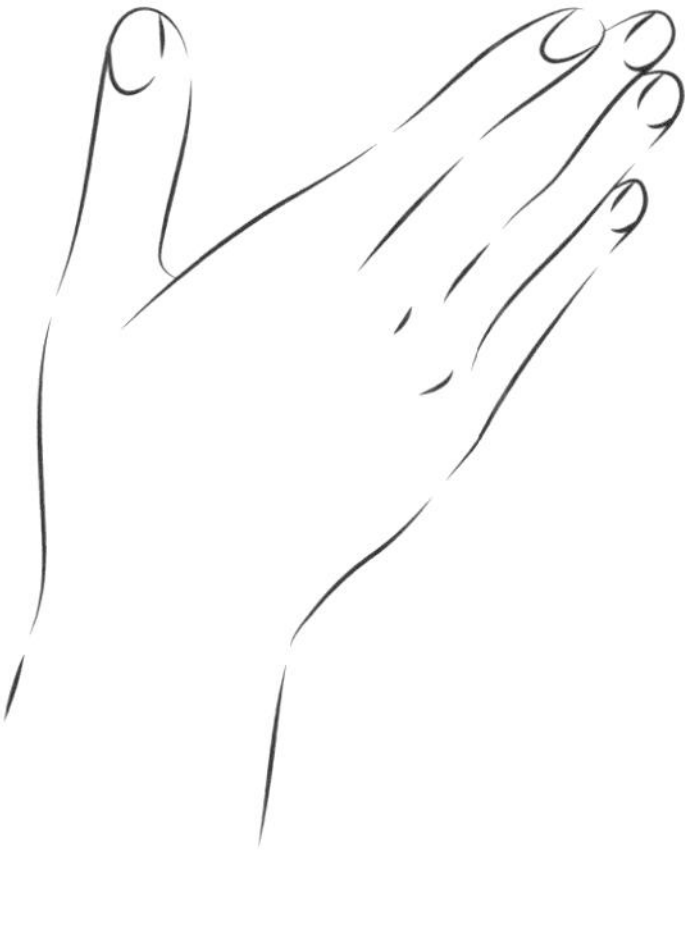

文芸社

※治療院の掲載順は院長名の50音順です。
※本書の情報は2023年8月時点のものです。

はじめに

ズキンズキン、ガンガン、ドーン、キーン……症状や痛みの程度はさまざまだが、きわめて平穏だった日常に突如乱入してきて、それまで感じていた多幸感を根こそぎ奪い去り、一気に不幸のどん底に突き落としていく——それが「頭痛」である。

潜在患者数は約4000万人とも言われ、実に日本人の約三人に一人が悩んでいるという。古くは戦国武将の織田信長も頭痛持ちだったという説もある他、夏目漱石や樋口一葉、芥川龍之介といった大作家も頭痛で悩まされていたそうだ。

頭痛にはさまざまなタイプがあるが、一般的に「一次性頭痛」と「二次性頭痛」の二つに分類される。一次性頭痛とは、他に明確な原因や疾患が見当たらないのに繰り返される頭痛で、二次性頭痛とは、くも膜下出血や脳腫瘍など脳や他の疾患が原因の頭痛である。

一次性頭痛の代表的なものに片頭痛、緊張型頭痛、群発頭痛があり、これらは「三大慢性頭痛」と呼ばれている。患者数が一番多いのが頭全体が締め付けられるような痛みを感じる緊張型頭痛で約2000万人、頭の片側にズキズキと拍動性の痛みを感じる片頭痛が約840万人、目の奥やこめかみなどに激しい痛みを感じる群発頭痛が約12万人と言われている。

ただし、片頭痛の人の74パーセント、緊張型頭痛の人の40・5パーセントが日常生活に支障を来しているにもかかわらず、医療機関の世話になっている人の数は多くないという。片頭痛で言えば、定期的に受診している人は2・7パーセント、ときどき受診している人が12・2パーセント、過去に受診したことがある人が15・6パーセントで、医療機関を受診していない人が約7割という調査結果もある。

命に危険のある二次性頭痛を除けば、慢性頭痛の場合、〝たかが頭痛〟と決めつけて、市販薬を服用したり、抵抗は無駄とばかりに過ぎ去るのを待つだけの人は多い。だが、その一方で〝されど頭痛〟であって、ひとたび頭痛が起きれば吐き気や嘔吐を伴ったり、寝込んで仕事や家事に影響を与えたりと、QOL（生活の質）を大幅に損なうのが頭痛である。

たかが頭痛と言っても、頭痛のある生活と頭痛のない生活のどちらが良いかと聞かれれば、100人中100人が頭痛のない生活を選ぶに違いない。本書を手に取ったあなた――これを機に意を決して慢性頭痛をしっかり治しておくのはどうだろう。そうすれば、突然の乱入者に襲われることなく快適な人生を送ることができて、QOLも大きく向上するに違いない。

そこで本書では、北は山形から西は岡山まで、慢性頭痛とサヨナラできる神ワザの持ち主10人を紹介したい。足を運んでみれば、近い将来、頭痛と無縁の日々を送っているはずだ。

文芸社治療院特別取材班

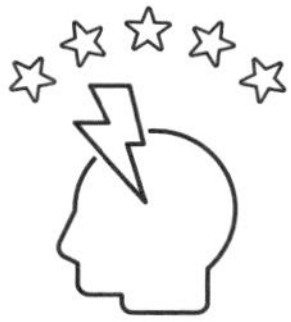

慢性頭痛を改善に導く
神ワザ治療院 10 選

神ワザシリーズ

contents

渡辺誠二院長

山梨甲府整体院（山梨県甲府市）

患者さんに頭痛の本当の原因を理解してもらうやるべきことを見定めて共にゴールを目指す

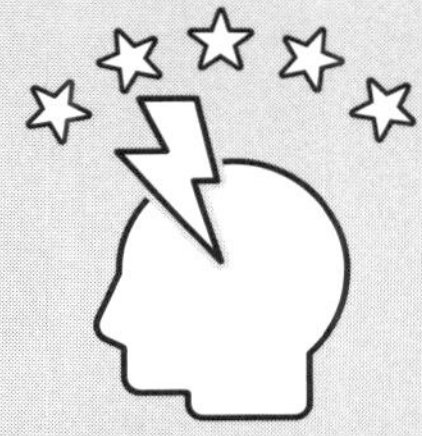

慢性頭痛を改善に導く神ワザ治療院10選

青山一洋院長
青山スポーツ整体院
（静岡県伊豆の国市）

理論より独自の感覚を大切にする手技で
全身をくまなく緩めて頭痛の原因を改善

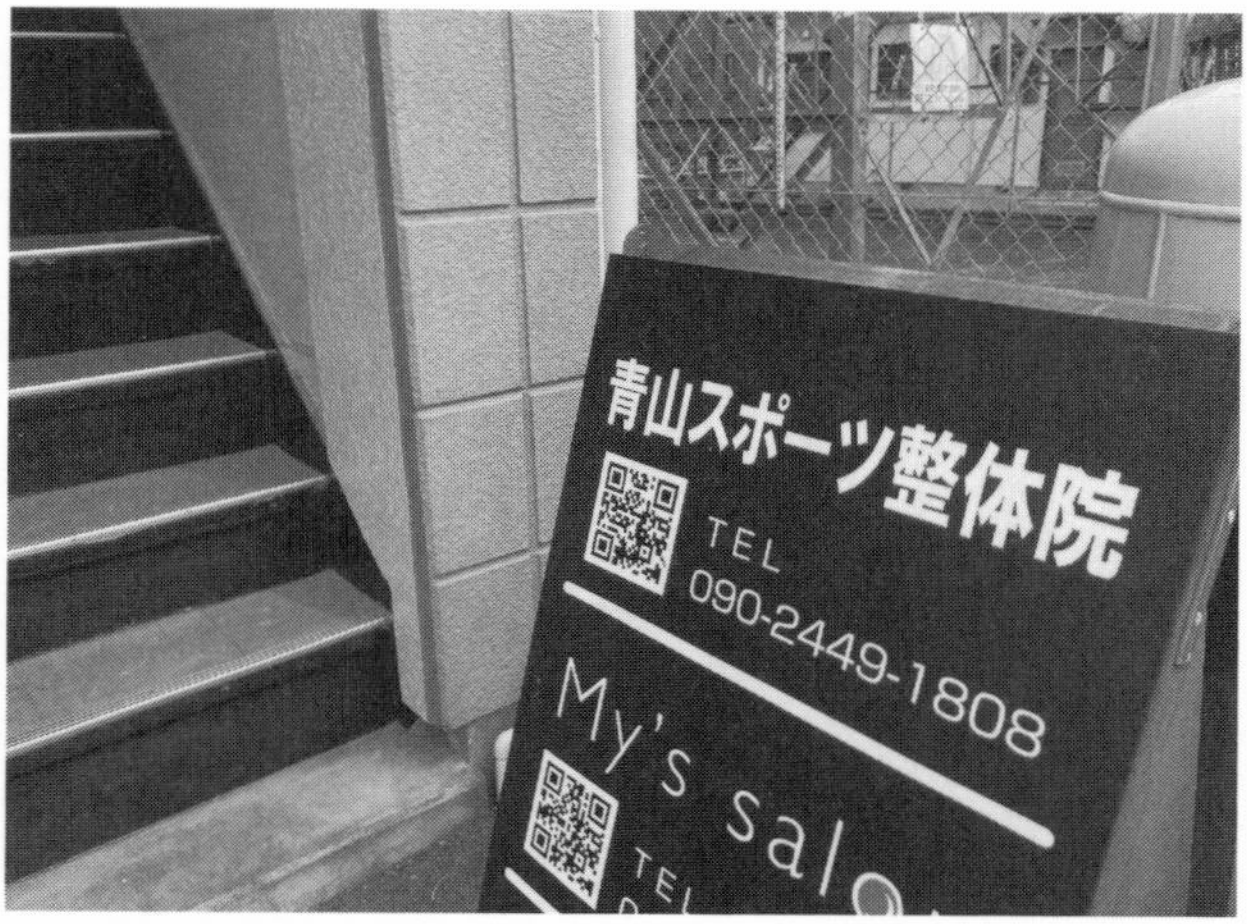

ビル横の階段入り口にある『青山スポーツ整体院』が入る立て看板

先入観を持たず、身体に触れて自身の感覚を大切にする施術方針

プロスポーツ選手から、スポーツ愛好家、学生をはじめ、スポーツには縁のない子どもからお年寄りまでの幅広い層が来院している『青山スポーツ整体院』。伊豆箱根鉄道駿豆《すんず》線の韮山《にらやま》駅から東へ徒歩7分、県道133号線沿い韮山郵便局の斜向かいに建つビルの2階に入る。ビル脇の階段入り口にある立て看板で来院者を迎える。院内には施術台一台とともに、高気圧酸素カプセルをはじめとするさまざまなトレーニング機器が置かれている。

同院では青山一洋《あおやまかずひろ》院長が一日に6人を受け付け、自らが施術にあたる。青山院長の施術で最も特徴的なのが「問診」をほとんどせず、また患者さんのカルテがないという点だろう。

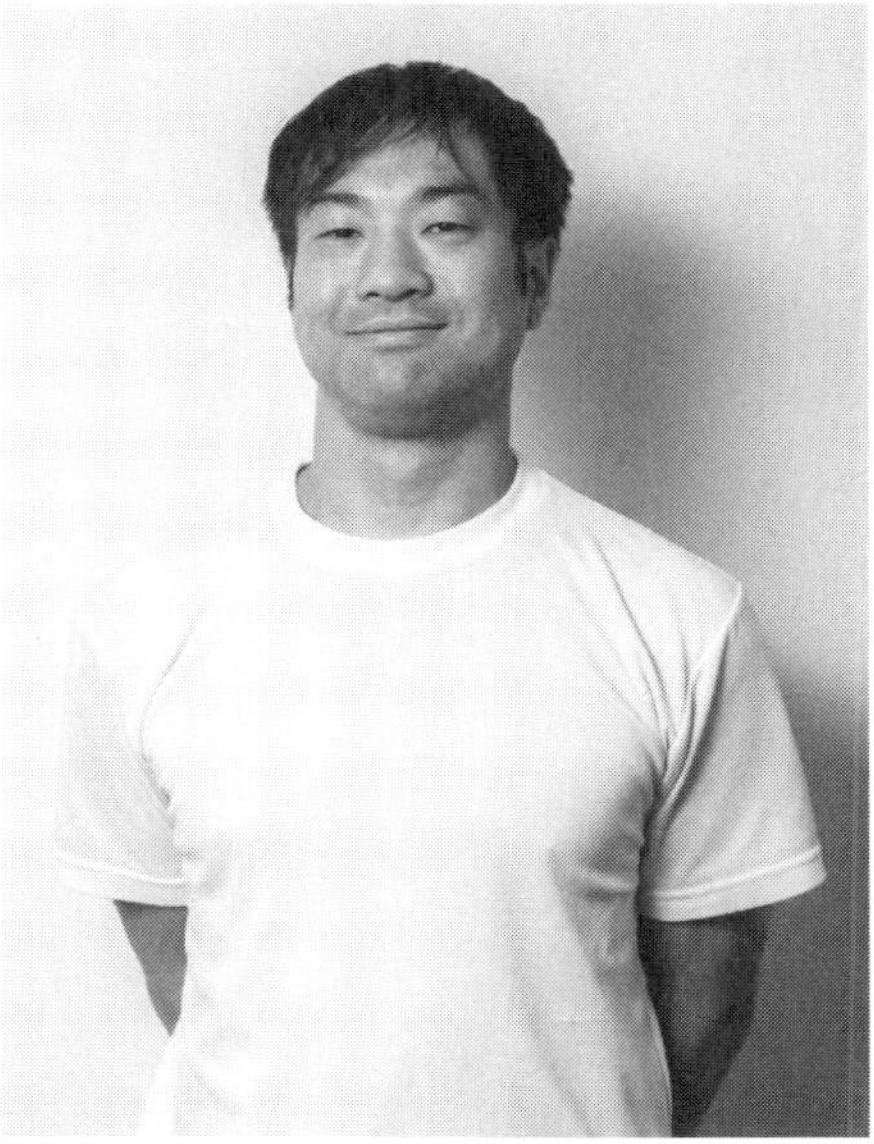

自分の感覚を大切にした施術で患者さんの身体と向き合う青山一洋院長

これは院長の「先入観を持たない」「自身の〈感覚〉を大切にする」という施術方針に起因する。

青山院長は、

「顔や名前、その患者さんの不調の主訴は思い出せなくても、身体を触ればすべてその施術の様子が蘇る」

と笑う。また、先入観を持つことなく、患者さんの身体と向き合うためにも、

「施術中に患者さんにあれこれ聞くことはありません」

そんな青山院長が治療家を目指す端緒となったのは、自身のケガにより思うように身体を動かせなかった高校時代の経験だった。将来は治療家になりたいという漠然とした思いが芽生え、当初は理学療法士を夢見たが、紆余曲折あり一度は一般の会社員として過ごした時期もあった。しかし、やはり治療家になりたいという思いが強くなり、知り合いから紹介された師匠が教えていたスポーツ整体専門学院への入学を決めた。同学院では1年間で課程修了となるのだが、

修了後も師匠の元に通い続け、まるで付き人のように師匠の施術を自身の目で見て、また自ら施術を受けることで習得していったという。このいわゆる修行に3年の月日を費やす。さらに、その師匠が指導を受けた台湾の大学でも教鞭をとった台湾人の治療家の元へも、お金を貯めては台湾へと飛び、教えを請うた。

「何より印象的だったのが、台湾の師匠に初めてお会いしたときに『私の腕をつかんでみなさい』と促され、つかんだのですが、『君はまだ私が教えるレベルにない』と言い放たれました。師匠は腕をつかまれたその感覚だけで、その治療家のレベルを把握できるほどの方だったのです」

と青山院長は振り返る。実際に台湾の師匠は台湾をはじめとする多くの著名な人々が顧客として名を連ねたという。院長が『理論ではなく感覚で施術する』と語るのは、超一流の治療家の凄みを間近で経験して得た施術理念とも言える。

咬筋や側頭筋の緊張状態が頭痛を引き起こす

同院は頭痛専門の治療院ではないこともあり、頭痛を主訴とする患者さんは少ないが、腰痛や肩こり、首こりなどにプラスして頭痛を訴える患者さんは多いという。

「原因の一つが身体の緊張状態が抜けない、あるいは緊張状態になりやすいということ。特に顕著なのが、咬筋《こうきん》や側頭筋《そくとうきん》が緊張状態になることが挙げられます」

人は力を入れるときに食いしばる（噛み締める）が、このとき使われる筋肉が咬筋だ。食いしばる際に顔の耳前からあご下周辺が盛り上がる部分を指す。咬筋はスポーツをしているときや、重いものを持ち上げるなど、強い力を出す際に使われ、食いしばることで、いつも以上のパフォーマンスを引き出すことが可能になっていく。

「多くのトップアスリートは奥歯が欠けてしまっていることからも、高いパフォーマンスを出すためには食いしばりは重要になってきます。スポーツをしている時間だけの食いしばりであれば、問題は少ないのですが、この食いしばりは、ストレスなどからも引き起こされます」

不安や悩み、疲労といった日常生活でのさまざまなストレスがあると、長時間、無意識に咬筋に力が入ってしまう。睡眠中に食いしばり、力が入ってしまうことで引き起こされるのが歯ぎしりだ。

「この咬筋を使い過ぎることにより、左右の耳の上にある側頭筋、つまりこめかみにある筋肉も緊張状態になるのです。側頭筋は食いしばるときにも使われる筋肉です」

また、コロナ禍においてマスクをする機会が増えたことで頭痛を訴える人も増えたと院長。

「マスクをしていると、会話が減り、口を開ける機会が少なくなり、おのずとあまりあごを動かさなくなっていきます。すると、咬筋や側頭筋が使われなくなり、固まってしまいます」

つまり、これらの筋肉は、過度に使っても、使わなくても頭痛の原因になってしまうということだ。咬筋や側頭筋の緊張状態が続くことが、首こりや肩こりを引き起こすケースもあるが、逆に肩こりや首こりがあるが故に、咬筋や側頭筋が緊張状態になるケースもある。

「身体はつながっていますので、咬筋や側頭筋の緊張状態だけを治しても、肩こりや首こりだけを治しても解決はしません。足先や指先から頭部に至るまでの身体すべての筋肉の状態や骨のゆがみなどを確認しながら整えてはじめて、身体がゆるみ、身体の緊張状態が緩和されるということです」

そのほか、いわゆる右利き、左利きというように利き手があるのと同じく、人はそれぞれ利きあご、利き目というものがあ

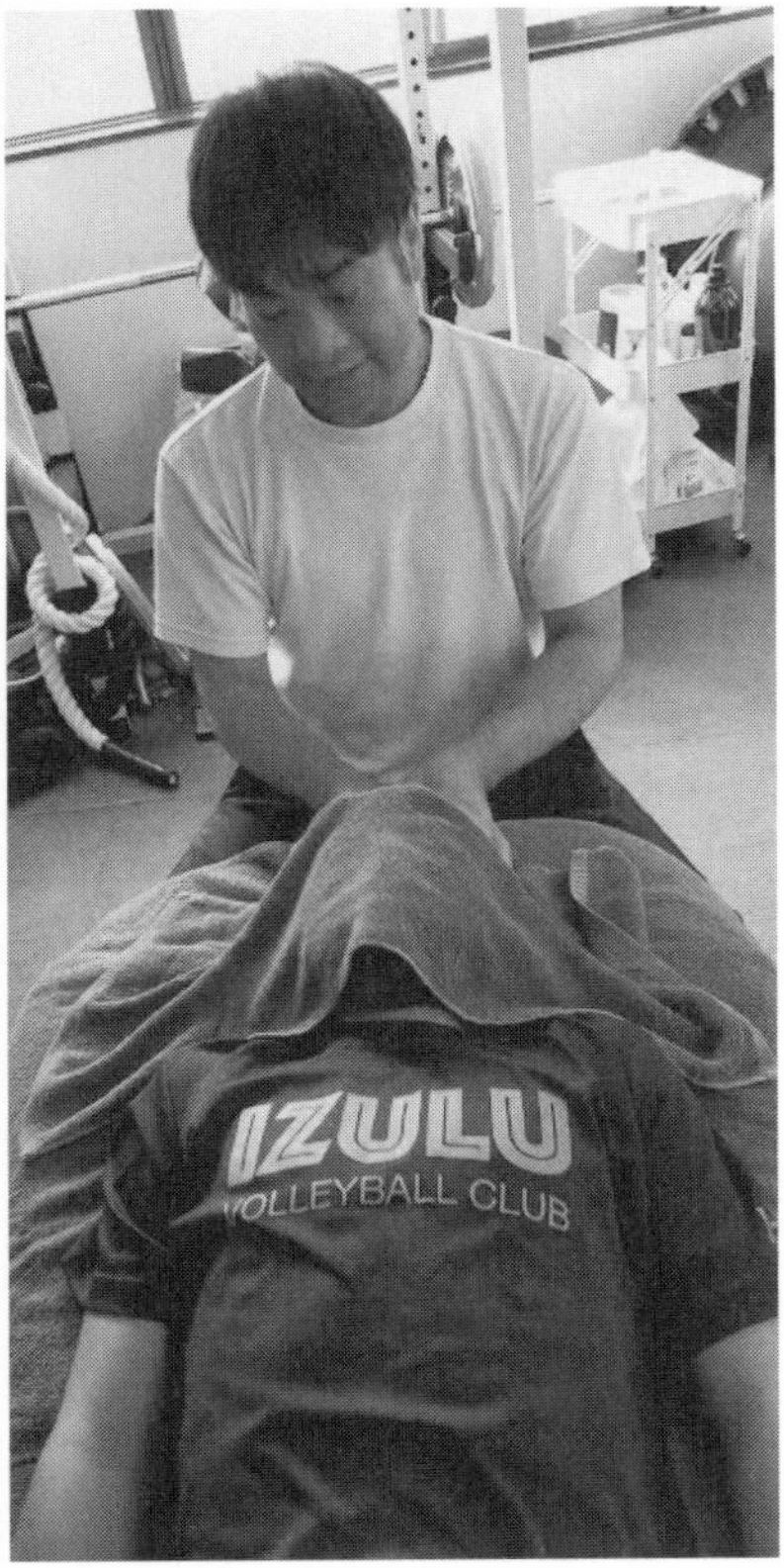

頭痛の患者さんは、側頭筋を施術時に痛みを訴える人が多いという

る。

「食事をするときに左右の歯を使って満遍なく食べる人は少数派でしょう。どうしてもどちらか一方で咀嚼する癖がついてしまっています。片側での咀嚼の癖は、噛んでいる側の咬筋や側頭筋が疲労し緊張し、噛んでいない側は使われないため固まってしまうのです。これが進むと頭蓋骨のズレや身体全体のゆがみの原因となり、頭痛を引き起こすケースもあります」

利き目の場合は、脳の特徴が影響している。人は目で感知した光の情報を脳で処理することで物を見ている。このとき、両目で見ているにもかかわらず、脳は左右どちらかの目の情報を優位に認識するという特徴があるのだ。利き目の負担が大きくなると、眼精疲労となり、これも頭痛の原因となっていくという。

「目の話で言えば、人間は無意識のうちに、左右の目を水平に保とうとします。水平に保とうとすることで、目からの情報収集を安定させていると考えられています。しかし、頭蓋骨や顔、身体にゆがみなどがなければいいのですが、それらがゆがんでいる状態、例えば猫背などの場合、左右の目の位置は水平にならないので、首に負荷をかけ水平を保ってしまうわけです。肩が上がってしまったり首が傾いてしまう人もいます。さらに、これらが頭痛の原因となる首こり、肩こりなどを誘発してしまいます」

また、コロナ禍でのマスクの着用が頭痛を引き起こす原因は、咬筋や側頭筋の緊張状態以外にもある。黙食やステイホームが推奨され人と会う機会が減ったことにより、喋ること自体が少なくなったというのは前述のとおりだが、このことが思考まで弱らせることにつながると青山院長。

「不安が増し、それがストレスになっていくケースも多いと思います。ストレスは自律神経の乱れを促します。そして、頭の痛みが強く出ること自体、自律神経が乱れている状態だと言えます」

例えば、施術で身体を押した際に、痛みを強く感じる患者さんは、交感神経が優位な状態で、副交感神経が優位になっている患者さんの場合は、「痛い」ではなく「気持ちいい」に変わるのだという。ストレス社会と言われる現代では、交感神経が優位となり不調を訴える患者さんが圧倒的に多く、これは痛みを感じやすい人が多いということでもある。

さらにマスク着用による頭痛の原因には酸素不足も挙げられると院長。

頭蓋の内側には、脳に酸素と栄養を供給するための頭蓋内血管が張り巡らされ、絶えず脳に血液を送っている。マスクを着用していると、自分が吐いた息をまたすぐに吸うことになるため、二酸化炭素を多く含んだ空気を吸うことになる。すると、脳が二酸化炭素過多の状態になってしまうのだ。この二酸化炭素は頭蓋内血管を拡張させる化学的因子。結果、血管は拡張し、その周囲にある神経が刺激されることが頭痛の原因になるのだ。

「そもそも痛みを感じるときは、細胞に酸素が届かず、酸欠状態のことが多い」

と青山院長。これは酸欠状態が起きると血液中の血漿からブラジキニンなどの発痛物質が生成され、それが知覚神経の先端にある受容器に取り込まれて痛みを感じるということだ。

同院には高校生の患者さんも来院するが、この世代の頭痛の主な原因は睡眠不足と酸素不足だという。そのほか、メンタル面、心の部分からも酸素不足に陥るケースがある。これは、さまざまな悩み事や心配事がストレスとなり不安が生じると、自律神経の乱れが起こり、呼吸が浅くなってしまう。すると酸素が取り込めなくなるため、頭痛をはじめさまざまな不調が生じるとともに、脳が働かなくなるため、さらに不安が増して自律神経の乱れが悪化する……といった悪循環に陥ってしまうのだ。

浅い呼吸には深呼吸が有効という声もよく聞くが、青山院長は、

「深呼吸を心がけることは有効ではあるのですが、深呼吸ができない身体の人が多いというのも事実です。胸椎や脊柱が圧迫されているため呼吸が浅くなっているのです。猫背が多いというのは東洋人の特徴です。西洋人との骨格の違いにより、特に東洋人は頭痛になりやすいのは間違いありません。頭痛にならないためにも、酸素不足を解消するためにも、身体のゆがみやズレの改善は重要なことと言えるでしょう」

足先から頭蓋骨まで全身くまなく施術

前述の通り、青山院長の施術では、頭痛の患者さんはもちろん、すべての患者さんに対して、全身をくまなく調整していくが、顔を含めた頭蓋骨も施術するという。

「頭蓋骨は一つの骨ではなく、23個の骨が接合されてできています。これを縫合と言いますが、この縫合部分に生じるわずか数ミリのズレやゆがみの調整をしていきます」

例えば、右側の咬筋が固く、あごが下がっている場合、右側の頭蓋骨も正しい位置よりも押し込まれているケースが多いのだという。すると縫合部分の骨と骨との隙間が狭くなってしまうのだ。

「ほんの数ミリの縮みではありますが、それにより顔や頭の左右対称が崩れてしまうこともあるのです」

ここで同院での一般的な施術の流れを見ていこう。「頭痛がある」と訴えて来院する患者さんであっても本当の原因は他の部分にあることもままあるという。

「人間は一番痛いところにフォーカスするからでしょう。根本的な原因は腰まわりの不調だったとしても、頭の痛みのほうが強ければ、頭痛を主訴に来院されるということです」

患者さんの主訴を確認した後の問診は行わないが、基本的には患者さんの主訴の部位から施

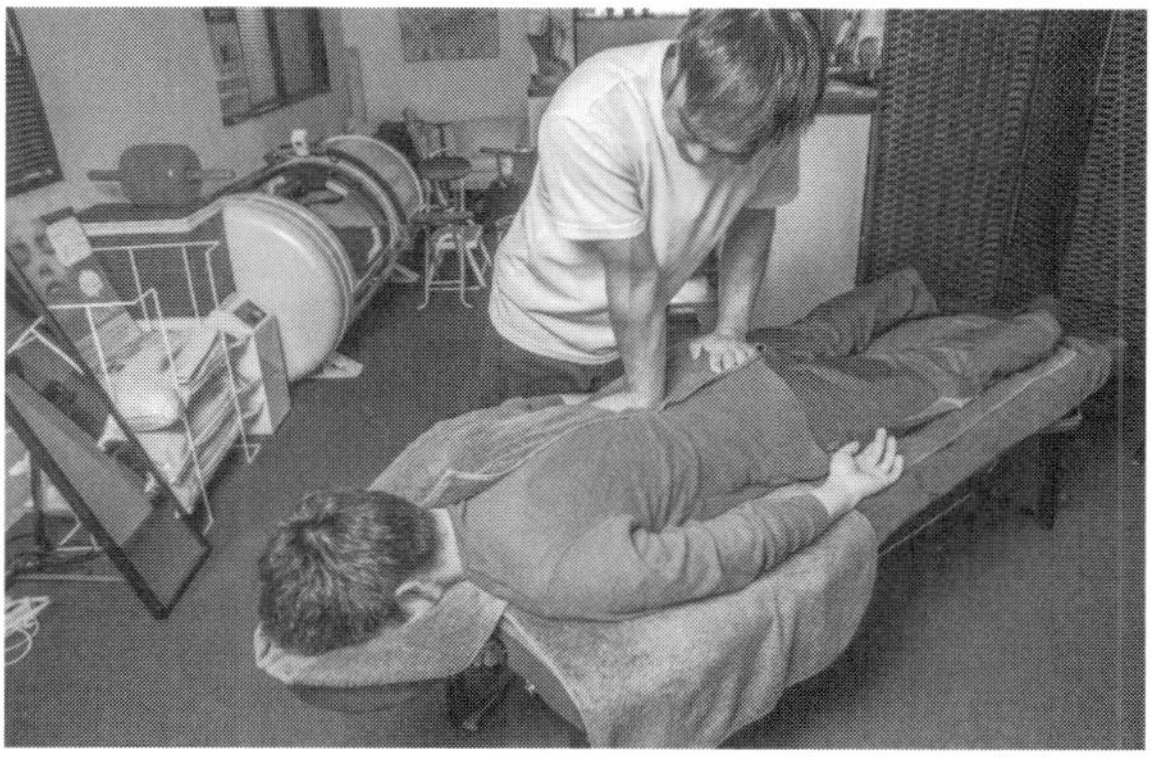
顔や頭蓋から四肢にいたるまで、全身をくまなく施術していく

術をスタートさせる。

頭痛の場合は、うつ伏せ寝で頭からのスタートとなる。その後、肩や首まわりへと移り、患者さんの身体に触れながら、何が悪いのかを探っていく。さらに背中、腰まわり、四肢の施術に入る。最後にまた頭に戻り、身体全体がどれだけ緩んだかを確認する。今度は仰向けに寝てもらい、頭、顔に入り、そのほか気になる部位を調整して終了となる。

もちろん施術の途中で、身体のゆがみやズレ、筋肉の緊張といった不調の原因となる部位、あるいは気になる部位があれば、その都度調整していくため、厳密に言えば患者さんごとに施術の内容は異なる。患者さんの身体と会話しながら、理論よりも感覚を大切にする青山院長ならではの施術が行われるということだ。

「あくまでもイメージですが、一つ一つの骨の間隔が狭くなっている、詰まっている状態の患者さんが多いのです。弾力がなく詰まっていると血流が悪くなりますので、これを施術によって、身体を緩めることで弾力をつけ、詰まりをなくして血流を改善させていきます。この手技を頭、首、背中、腰まで行います。頭が痛いと訴える人には、背骨の弾力がない人が多いと感じます。ですから、首の先端から腰の先端までの背骨を緩めてあげれば、弾力が出てくるわけです。すると頭蓋骨も緩みますので、それに合わせて頭皮も緩めて正しい位置に戻してあげるというイメージです」

ここで気圧が下がると頻繁に頭痛が起こり、痛み止めの薬が欠かせない筆者が、軽く院長の施術を受けてみた。

「頭痛がある患者さんの場合、特に左右の耳の上にある側頭筋に痛みを感じる患者さんが多いですね」

との言葉通り、側頭筋の施術が始まった途端、「おー!!」と思わず大きな声が出るほどの痛みを感じた。取材を終えて、日常的に側頭筋のマッサージを隙間時間に行うように心がけたところ、施術から1か月ほど経過しているが、現在のところ以前と比べて、痛みは大幅に軽減し、痛み止めの薬の世話にはならずに済んでいる。

「スポーツが上手くなりたいなら丈夫な身体を作れ！」

現在、同院ではエステ部門もスタートさせている。特に痩身にフォーカスしたサロンとなっており、ラジオ波、サイクロン吸引、キャビテーション、ＬＤ、ＬＥＤの機能を搭載したセルライトゼロ、ＥＭＳなどの機器と酸素カプセル、そして青山院長の手技という三つのアプローチで行われる。これには、肥満がリスクになる病気の代表でもある糖尿病の予備軍を減らしたいという思いがある。糖尿病の原因の一つである肥満の改善とともに、健康な身体づくりをサポートしていきたいという。

また、スポーツに携わる子どもたちへのサポートも続けていきたいと語る青山院長。取材中にも陸上部の中学生からの予約が入った。院長のスケジュールは満杯だが、陸上の大会が近いということを知り、なんとか予約をねじ込んだ。その姿には、スポーツに携わる子どもたちへの思いが溢れる。

「やはり中学生、高校生にとっての競技大会というのは、その後の競技生活だけでなく、人生にも影響を与えるものです。できるだけのことはしてあげたいですね」

と笑う。自身も高校球児であり、ケガで苦労した経験から、院長を頼って連絡をしてくる子どもたちの気持ちが痛いほどわかるのだろう。そんな院長が子どもたちに一番伝えたいことが、

「スポーツが上手くなりたいなら丈夫な身体をまず作れ！」ということだという。

「どうしても技術が先行しがちですが、それを実現できる身体がなければ、技術を習得しても意味がありません。パフォーマンスも下がりますし、同時にメンタルも下がります。そしてなによりケガの原因にもなりかねません。まずは戦える身体を作ることが重要なことを理解してほしいと思います。元気な身体、強い身体を作って、技術を学び、あとは楽しみながらそれぞれの競技に集中することで、必ず伸びていくものだと信じています」

最後に青山院長に治療家としての施術の醍醐味について聞いてみた。

「患者さんの身体に触れながら、一回、一回が真剣勝負です。かなり重篤な症状、あるいは大会に出場する日程が迫っているなどの難しい状況といった『手強い相手』との勝負は、やりがいを感じます。何回の施術でどのくらいの改善が見込めるかをイメージしながら、施術にあたり、それがイメージ通りに改善、完治できたときには喜びとともに、達成感もあります」

まさにこれは勝者のみが味わえる治療家の醍醐味と言えるのだろう。そこにはケガをしない身体づくり、高いパフォーマンスを達成できる身体づくりの啓蒙を胸に、独自の高い技術で患者さんの身体と日々真摯に向き合う治療家の姿があった。

（取材・文／松岡）

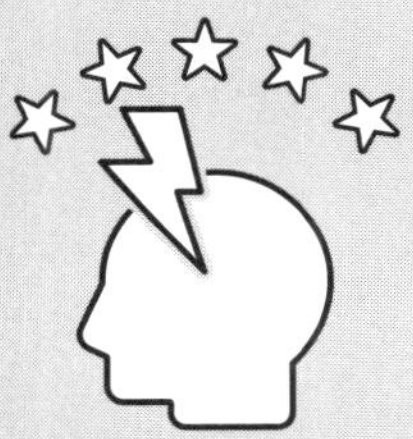

―― 慢性頭痛を改善に導く神ワザ治療院10選 ――

坂野展子院長

骨格調律
サロングレース

（岡山県岡山市）

ピアノの音のずれを整えるように骨のずれを〝調律〟
正常な位置に整えて頭痛と無縁な身体に！

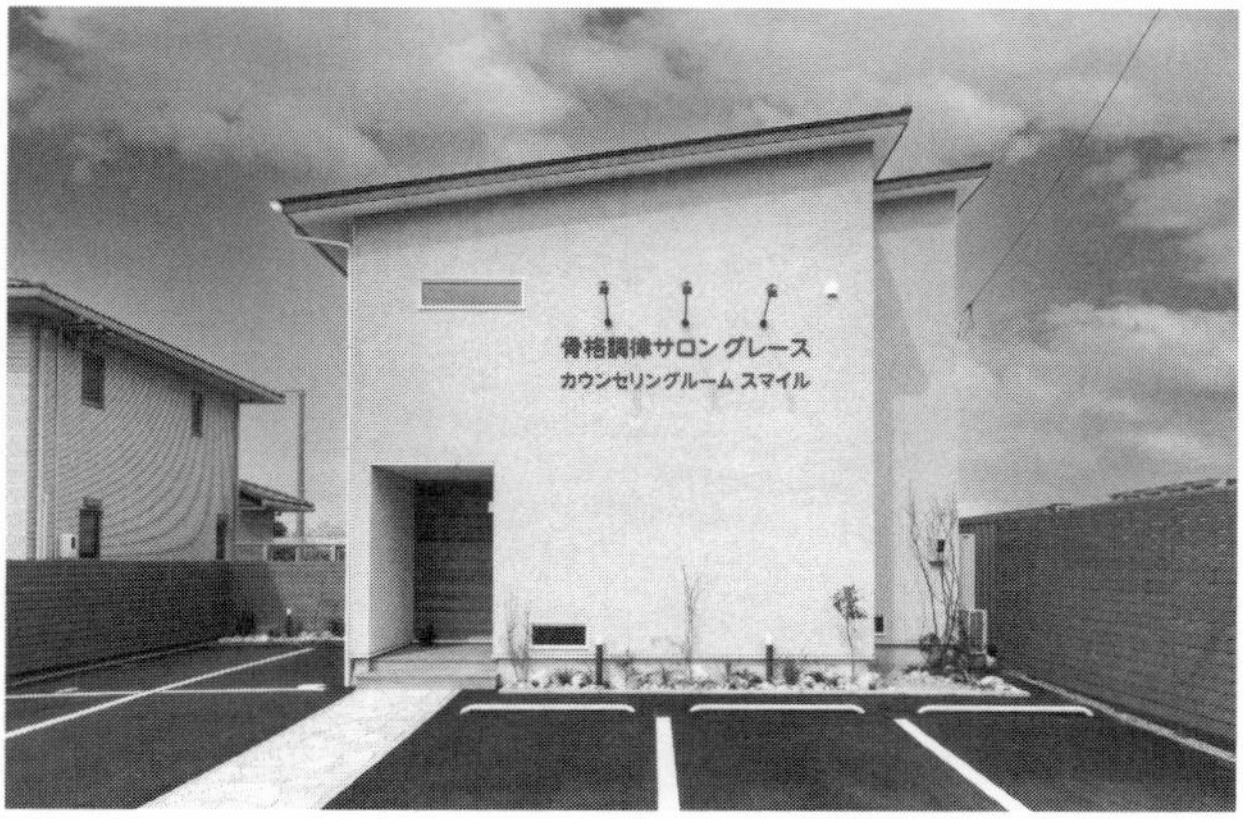

郊外の住宅地でひときわ目を引く『骨格調律サロングレース』

できたニキビが一気に消えて整体に興味を持つ

降水量1ミリ未満の日が全国で一番多いことから「晴れの国」と呼ばれる岡山県。JR山陽本線岡山駅の東口からバスに揺られること30分、バス停で降りて少し歩くと、東京の青山や白金あたりの街並みにマッチするような白亜の壁がお洒落な建物が見えてくる。

それが『骨格調律サロングレース』で、インターホンを押すとすぐに白衣を着たショートカットの小柄な女性が現れた。坂野展子《さかののぶこ》院長である。

2022年2月に新築したという自宅兼治療院の内部は、漆喰の白い壁が目に優しく、無垢材のほのかな香りが訪れる者の心を癒してくれる。治療院というより避暑地の別荘のようでもある。

「骨格調律」とはどういうものか、坂野院長に訊

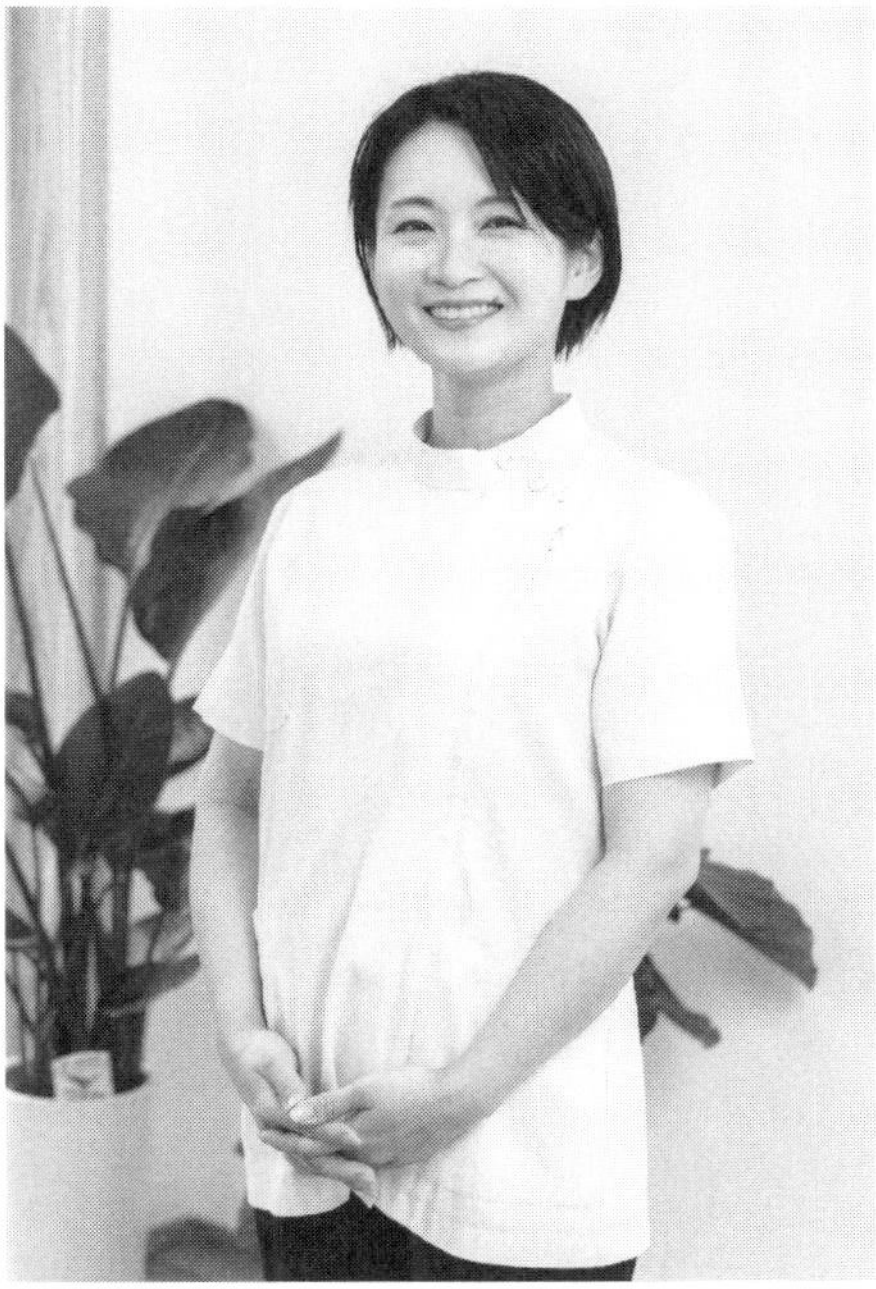

骨への〝愛〟を語らせたら、いくら時間があっても足りないという坂野展子院長

ねてみた。

「施術者の掌の骨を使って、骨と対話しながら患者さんの全身の骨を一つひとつ本来の位置へ微調整しながら整えていく技術です。そのやり方がピアノの調律に似ていると思って、骨格調律と名付けました。骨の動く音がコトコトと骨伝導で聞こえることと、施術直後より3日かけてベストの状態に整っていくというのが特徴です」

骨格調律の詳細は後述するとして、その生みの親・坂野院長のプロフィールを簡単に紹介すると、出身は愛媛県松山市。岡山とは瀬戸内海を挟んだ四国の西にあって、夏目漱石の『坊っちゃん』の舞台でもあり、道後温泉も有名な風情溢れる街だ。そんな街に1983年に生まれ、大学に進学した坂野院長だったが、大学1年生のとき、突然、顔のニキビに悩まされる。

ぶつぶつと両頬にたくさんできたニキビは膿み、がまんできなくなって病院にも駆け込んだがなかなか治らない。市販薬や化粧品など考えられる限りの対処法をする日々で気持ちも落ち込むばかり。なかなか治らず2年近い日々が過ぎていった。

そんな中、今度はO脚が気になり始めた坂野院長。タウンページで整体院や整骨院などを上から順に電話をかけてみたが、ほとんどの院から矯正するには何回も通って最低でも半年はかかると言われる中、ある整体院の院長が電話の向こうで「1回で治る」と答えたのだ。

早速、その整体院に足を運んで院長の施術を受けたところ、翌朝、予想外とも言える奇跡が起きた！　何と顔中にできていたニキビがほぼ跡形なくきれいに消えていたのだ。

「〝嘘でしょ！〟と思うくらい、スッとなくなったんですよ。2年間苦しんだからこそ、すごい衝撃がありましたね。衝撃的過ぎて、O脚が良くなったかどうかは忘れました（笑）」

あまりの衝撃と感動を抑えきれず、坂野院長は素人ながら一つの仮説を立てた。

それは、自分自身の身体がゆがんでいたせいで老廃物が頭から全身へ流れなくなってしまい、溜まった老廃物がニキビとなってしまったのではないか。そして、骨を整えることで老廃物のみならず血液や神経の流れが良くなり、ニキビが消えたという論理だった。「骨って凄い！可能性に満ちている」と感動した坂野院長は、悩んだ末に決まっていた内定を取り下げて、その院長に弟子入りして整体の基礎から学ぶことになる。

まるでアーティストのように患者さんの痛みを取っていく

その後、結婚を機に瀬戸内海を飛び越え、ご主人以外見知らぬ街・岡山で暮らし始める。子育ての傍ら一層の身体の勉強をしたり、２０１１年頃からは身体の不調に悩む人向けのブログを始めたりもした。看板もない2LDKのアパートだったが、やがて、ブログを見た近隣の方が腰痛や肩こりなど身体の不調を治して欲しいと訴えて訪れるようになった。他県からも口コミで患者さんが次々とやって来るようになる。

子育て中であったため、主にオンラインで講義を受けて勉強を重ね、解剖生理学の国際的なライセンス・iTEC（アイテック）を取得。ハワイでの人体解剖研修にも参加し、改めて筋肉より骨が好きだと再認識した。

こうして自宅で患者さんの治療をするようになった坂野院長は一人ひとりの身体にしっかりと向き合い、見つめ続けた。やがて、身体が許可を出すと人間の骨は簡単に動くというルールがあることを発見する。

それは、関節に力を与えて骨を正常の位置に戻す通常のやり方ではなく、自分の掌の豆状《とうじょう》骨《こつ》（手首の付け根にある小さな骨）で相手の骨を感じ取って優しく動かし、患者さんの身体の不調を治していくやり方だ。関節に瞬間的に力を与えてバキバキ鳴らすわけではないから患者さんにダメージや恐怖を与えることもほぼない。まさに神ワザと言っていいだろう。

そもそも人間の身体は長年の生活習慣によって骨の位置がずれている。1か所がずれると、その補正作用で今度は別の箇所がずれ、次々と連鎖反応のようにずれていき、ちょうどダルマ落としのゆがんだダルマのようにクネクネした形になっているという。これは大人でも、小さな子どもでも変わらない。その結果として痛みが発生しているわけだが、整体で一部の骨を動かしても、今度はその影響で他の骨にずれが生じ、別の場所に痛みが発生する。

「人間の身体って全部繋がっているから、痛いところだけ整えても全体的にはいびつなままです。悪いなりにバランスを取っていますから、全身のバランスを取り直さないといけないという方針の下、骨と対話しながら全身を整えていきます」

そのため、坂野院長の施術は平均して1時間半から2時間はかかるそうで、一日数人を診るのが限界とのこと。こうした骨格調律の理論の手技が一通り完成したのは2017年頃だという。その後、坂野院長は骨格調律の普及を目指して一般社団法人日本骨格調律師育成協会を設立して後進の指導を始め、現在は西日本を中心に50人を超す骨格調律師が育っている。

この骨格調律で注目すべきは、坂野院長言うところの〝身体が許可を出すと人間の骨は簡単に動く〟というルールである。しかも、その際にOKかNGかは、骨が鳴るか否かだというからなおさら驚く。骨が鳴るというと、多くの方はカイロの施術中に鳴るバキッ、バキッという音や、手の指や首の骨をポキッ、ポキッと鳴らす音を思い浮かべるに違いない。しかし、それらは骨が鳴る音ではなく関節が鳴る音で、骨格調律で骨が鳴る音はそれらとは違う。

気になる方は、坂野院長のYouTubeの動画をご覧いただきたい。坂野院長が患者さんに治療中、手を動かす度にコトッ、コトッという音がしているのを聞くことができる。それは関節が鳴る時の破裂音とは違って、実に可愛いらしい音だ。例えるなら、大理石の床をステッキで軽くコツコツと突いた時のような音に近いかもしれない。

身体の各部位で坂野院長と患者さんの骨が接触した音は振動として骨を次々と伝わっていき、施術を受ける側は骨伝導で聞こえるそうだ。

「私の骨と相手の骨同士を合わせて移動させるときにコトコトと音が鳴るんです。力はそんなに入れてないですし、そもそも私自身、あまり力は強くありません。しかも、腕力を使った場合、筋肉は反応しますけれど骨まで動かすことは難しいんです」

楽しそうにそう語る坂野院長。しかも、音にはリズムがあって、正しい方向に動いているときほど、ちょうどいいリズムで鳴るという。それはまさに骨の調律という表現がふさわしく、華麗に骨を扱う坂野院長はまるでアーティストのように患者さんの痛みを取っていく。

骨との対話はスピリチュアルなものではないという。潜水艦のソナー（水中音波探知機）のように、自らの発した圧が対象物からどのように跳ね帰ってくるかで状態を解析している。一定の圧をかけ、身体から返ってくる反応により、内部の状態を、押して良いか、だめかを判断している。これを坂野院長は〝骨との対話〟と呼んでいる。

筋肉と骨には整う順番があって骨格調律の完成は3日後！

骨格調律の具体的なイメージは、例えるなら3×3や5×5の正方形のマスに数字や絵が描かれたコマが並ぶスライドパズルに挑むようなものだとか。1個だけ空いたマスにコマを動かしながら絵を揃えたり、数字を順番に並べて完成させていく。

「何もないところにスライドさせるとスッと動いてくれるけれど、スペースがないところに動かそうとしても無理でしょう」

坂野院長は患者さんの全身を見て、どこのスペースが過剰かを確かめながら、ひと骨ひと骨ごと丁寧に動かし、パズルを完成させるように患者さんの骨を整えて痛みを解消していく。

その際、一つ付け加えると、力はかけないが圧はかけるそうで、しっかり体重を乗せて骨を整えていくと相手の身体はリラックスし、こっちの方向に圧をかけて欲しいというサインが出るとか。坂野院長は骨と対話しながらその反応を探り、サインが出た方向に圧をかける。

また、反応を探る過程では、こっちには動けるけどこっちには動けないとか、上には動けるけど下には動けないといった微妙な感覚を確認しながら施術していく。その感覚は患者さん一人ひとりで違っており、全体の施術の流れはほぼ同じでも、細かな部分ではその患者さんに合わせたオーダーメイド感覚の施術となっている。

こうして坂野院長は、骨のゆがみを整える骨格調律で腰、肩、首、膝など身体の痛みを取るだけでなく、O脚やX脚を矯正したり、顔の左右差を解消したり、かみ合わせを整えたり、ほうれい線にアプローチして、加齢により下がった顔の骨を元の位置に整えて小顔にしたりするなど美容的な施術も行っている。骨を整えることで筋肉は緩み、臓器は元気になり、長年の身体の不調や美容の悩みも解消するという。

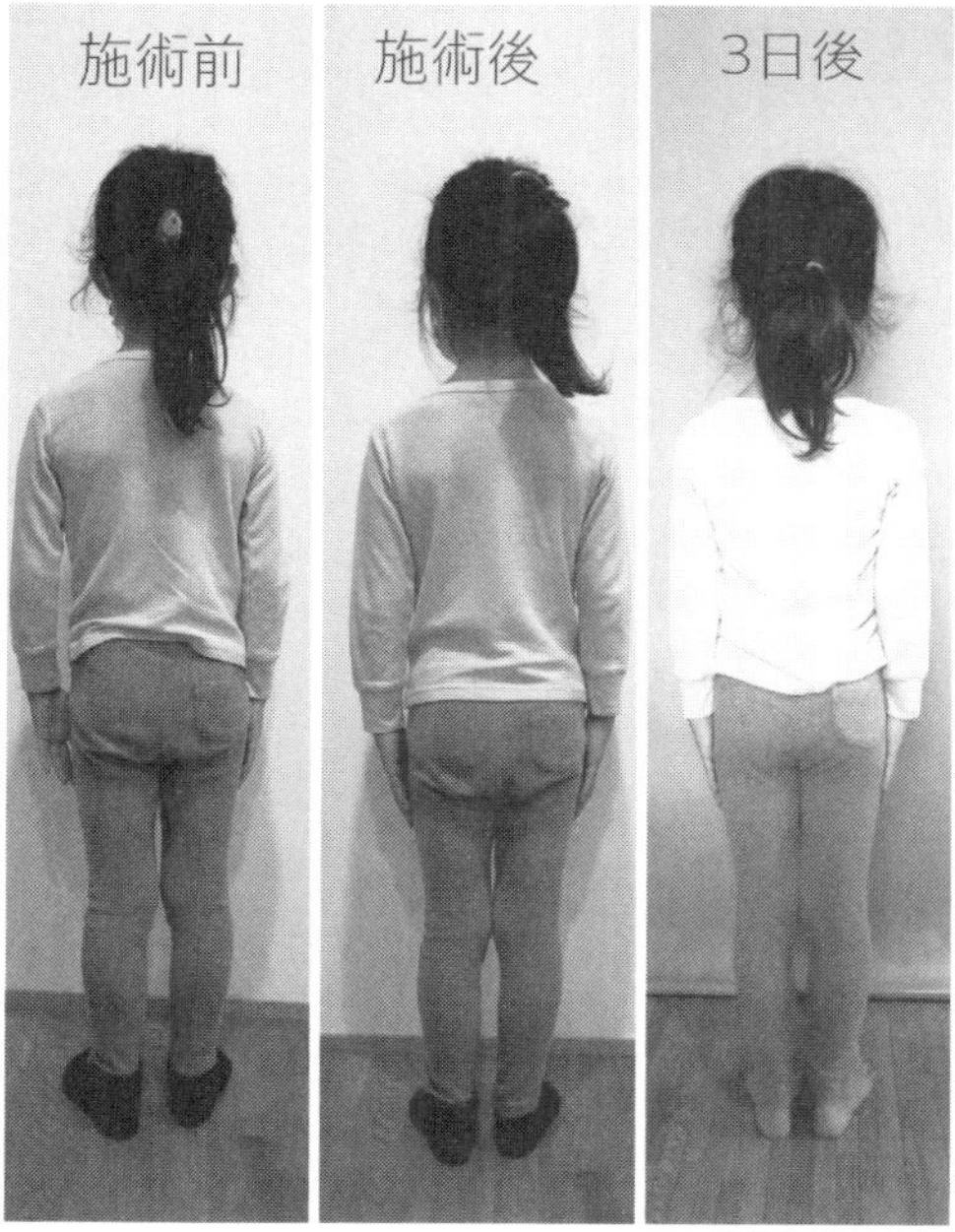

ひどい猫背とX脚でよく転び、頭痛を抱えていた少女が、３日後には姿勢も良くなって転ばなくなり、頭痛も消えたという

さらに、骨格調律の特徴はもう一つあって、それが冒頭で触れたように治療から３日

という時間をかけて全身の骨が整い、効果が現れるということだ。

前ページの写真は、左から治療前、治療直後、そして治療から3日後の自宅で撮影された全身写真である。治療前の崩れていた身体のラインが治療直後にはかなり整っているが、3日後になると、よりスッキリしたラインになっていることが一目瞭然である。では、それはなぜか？

答えは、身体の中心である仙骨にアプローチすることにより、骨が3日かけて自らバランスを取り始めるためだ。その結果、3日後に最終的に骨が完璧に整うのだそうだ。

「初めての方には事前に3日後に整うとお話ししますが、それまで身体の施術を多く受けた方ほどイメージがつかめず、〝？〟という顔で帰られる方もいらっしゃいます。でも、夕方には筋肉が緩んでいるから楽になりますし、それより3日後の方がもっと良くなっています」

夕方に良くなる理由は、筋肉の種類にあるという。筋肉には持久力に優れる「遅筋」と瞬発力に優れる「速筋」の2種類があり、例えば、マラソン選手は遅筋が発達しており、高跳びなど瞬発力の必要な選手は速筋が発達していて、筋繊維にはこの遅筋と速筋がバランス良く配合されている。骨格調律で骨を整えると、それまで緊張していた筋肉が緩むわけで、その際、速筋はすぐに対応して緩むことができるが、遅筋はじわじわと時間をかけて緩んでいくため、施術直後より夜の方がより深い変化を感じる。

「治療前にはお写真をお撮りしますが、３日後の写真を撮ってビフォーアフターで確かめていただくと姿勢から顔付きまで変わっているのが一目で分かります。みなさん、施術直後より整っていくと喜んでいただいています」

骨がコトコト鳴るのだけでも驚きなのに、３日後に骨が整うとは何だか人間の身体の神秘に触れたようで、まさに驚きの神ワザではないだろうか。

頭蓋骨の形が整えば頭痛の悩みからも解放される

そんな驚きの骨格調律だが、当然、頭痛にも効果がある。いや、身体全体の骨を正常な位置に戻すのだから、頭痛〝にも〟アプローチできるのは当然の帰結と言えよう。

坂野院長の骨格調律は、たとえどんな痛みを抱えた患者さんがやってきても、今抱えている痛みという「結果」だけでなく、痛みの「原因」を取り除くために時間をかけて全身の骨を丁寧に整えていく。患者さんの悩みが頭痛だけであっても、頭痛が併存した身体の不調であっても治療方針に変わりはない。後者の患者さんにしても、全身を骨格調律で治療したお陰で頭痛はもちろん、それまで身体の各所に抱えていた些細な痛みもなくなるという仕組みだ。さらに頭部だけの施術より負担が少ないという。

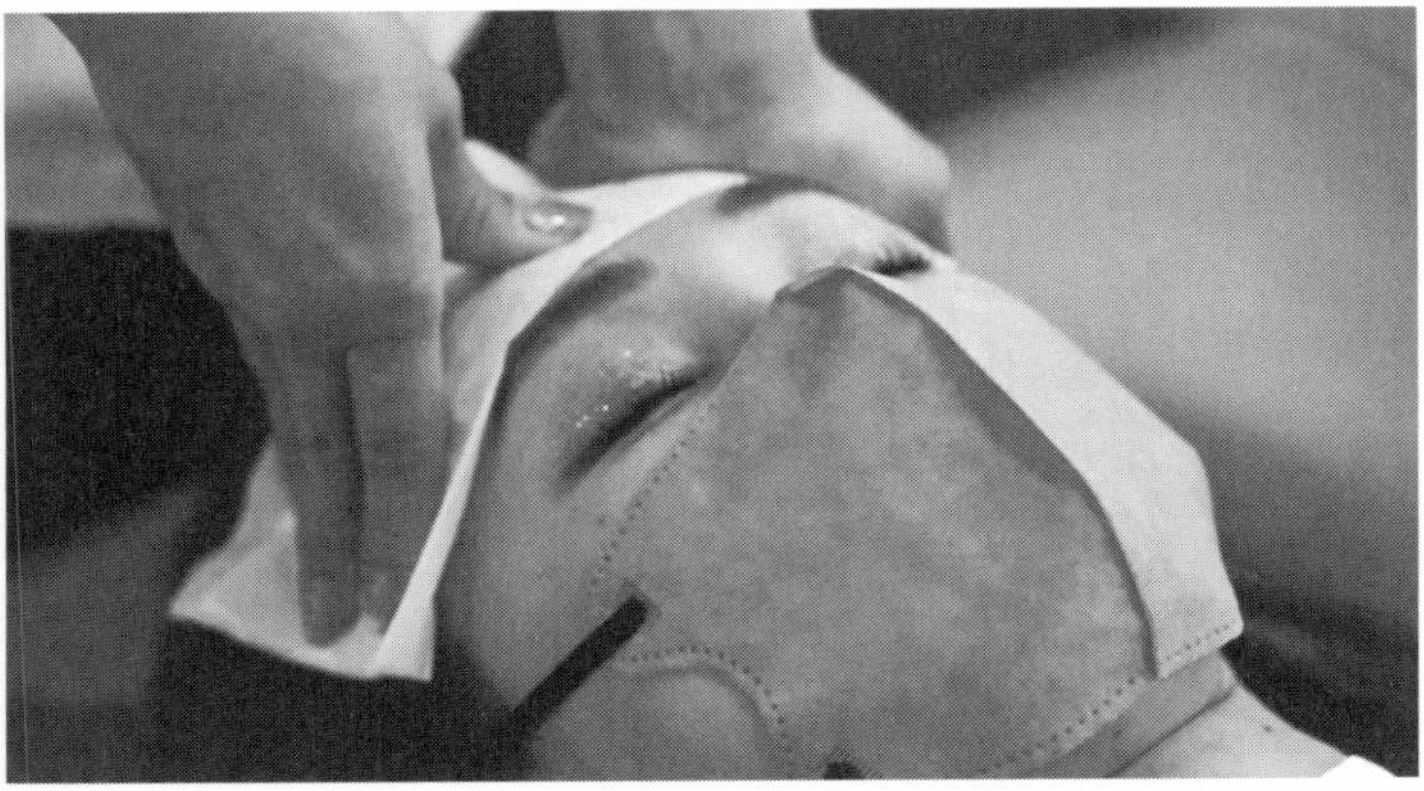

頭痛治療でも頭蓋骨の調律は最後で、まずは全身の骨から整えていく

「頭痛にはいろいろな原因がありますけれど、それ以前に頭蓋骨の形が悪いという理由が大きいです。頭の形が悪いから、その骨に付着した筋肉が張るし、神経も圧迫され、血流も悪くなるから頭痛が起きるんです。骨格調律で骨を正常な位置に戻すことで頭痛にアプローチできます。世の中にはさまざまな治療法がありますが、頭蓋骨の形を整えればかなりの方が良くなると思います」

坂野院長はそう言うが、なぜ頭の形が悪いと頭痛が起こるかについては自律神経が関係していると説明してくれた。ご存知の方も多いと思うが、自律神経には交感神経と副交感神経の二つがあり、交感神経は脊髄の各部分が出て臓器とつながっているが、副交感神経は頭の後ろ、頸椎の1番、2番を中心に出ている。頭の形が悪くてそこが圧迫されると副交感神経が働かず、つまり、リラックスできず緊張した状態となるから頭痛が起こるのだ。

骨格調律で後頭部の下がった骨を上げてスペースを作ると、骨のバランスが良くなって圧迫が取れ、副交感神経が整うことで頭痛が起きないようになる。

また、後頭部が絶壁だったり、正面から顔を見て左右非対称だったりする人は、やはり長年にわたる骨のゆがみが神経や血流を圧迫している影響が大きい。そんな患者さんには骨格調律で頭蓋骨を正しい形にする。その際もいきなり頭の骨を調律するのではなく。先に足や手など末端からパズルの空欄を移動させるように身体全体の骨を調律し、頭は最後だという。

「外の骨の形を変えれば、過剰な筋緊張も改善されます。頭の中の神経や血管が正常に働き出します。頭痛に悩む方は、不眠やいびき、歯ぎしり、耳鳴り、副鼻腔炎、めまいや顎関節症など併発していることが多いです。頭蓋骨にゆがみがあって出てくる症状ですが、これらも解消されます。花粉症も治りますし、過去には突発性難聴が改善した方もいらっしゃいました」

骨格調律で不調を治して患者さんのQOLを向上させたい!

実際に来た患者さんが、問診の際に頭痛を訴えている訴えていないは別として、坂野院長は触れば、この人は頭痛持ちに違いないとか、どこに異常があるかすぐ分かるという。

これまでにも、坂野院長の患者さんの中には、頭痛がひどくて体調がすぐれず、子育てをするのがつらいし、つい子どもにきつく当たってしまうという悩みを抱える主婦や、中には、頭痛のみならず理由も分からず無性にイライラして、壁にぬいぐるみを投げつけていたりしていたという女性もいたという。

そんな彼女たちを含め、骨格調律の施術を受けて、頭痛が消え、イライラが解消したことでハッピーな毎日を取り戻し、ＱＯＬ（生活の質）が上がった患者さんがたくさんいる。

「神経っていわば道路みたいなもので、そこを圧迫している邪魔物を取り除くだけで、通りやすくなります。片頭痛は血流が悪いと痛くなるわけで、神経と血管の流れが良くなれば、当然、それに起因している頭痛も消えます」と、頭痛に対する骨格調律の効果を説明してくれた。

「私は骨が大好きですけれど、もちろん骨だけではなく患者さんを見ています。ゆがんだ骨を元に戻したら、これまで諦めていたことができるようになりますよね。それって一つの奇跡で、いつも奇跡を見たい。〝（患者さんの）人生を変えるぞ！〟というつもりでいます」

興味を持たれた方は、ぜひ坂野院長のYouTubeで骨が可愛く鳴る音を聞いて欲しいし、一度、骨格調律を受けてみてはいかがだろうか。

（取材・文／萩原）

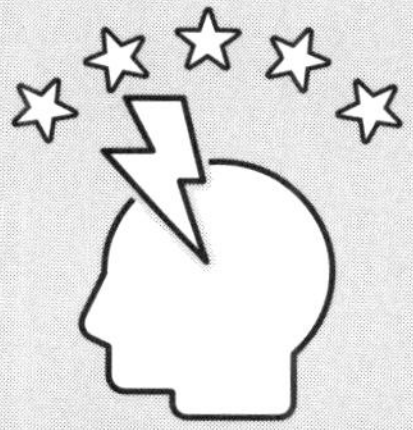

慢性頭痛を改善に導く神ワザ治療院10選

佐藤祥一先生

スッキリ整骨院

（東京都小平市）

「マッケンジー法」に基づく世界基準の治療
患者さん自身が主体となって頭痛を解消！

怪我に悩んだ少年野球時代の経験から柔道整復師の道へ

都立公園の中でも最大規模を誇る小金井公園や、名門ゴルフコースとして知られる小金井カントリー倶楽部からほど近い場所にある、西武新宿線の花小金井駅の北口を出てほぼ1分。商店街の入り口近くに『スッキリ整骨院』（花小金井院）はある。

1984年生まれだが、とてもアラフォーとは思えない若々しいスポーツマンのような佐藤《さとう》祥一《しょういち》さんが代表を務め、花小金井のほかにも治療院を多摩地区に展開している。

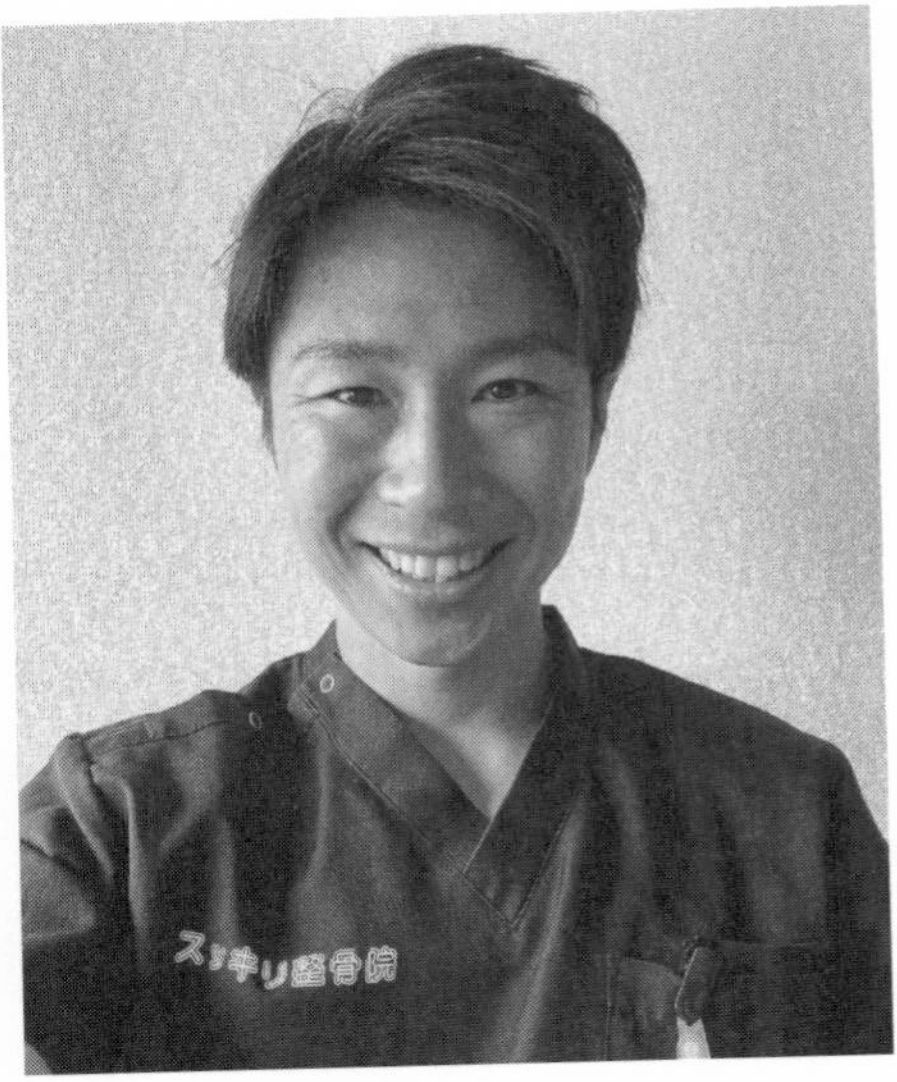

夫婦ともに沖縄が大好きで、今では毎年の沖縄旅行が家族の楽しみになっていると語る佐藤祥一先生

「僕たちの仕事って地域医療の最前線だと思うんです。でも、実際問題として、医療に関する知識が絶対的に不足している人間が多くて、〝整体難民〟なんていう言葉も生まれています。僕らはMRIの設備もないし、レントゲンも撮れないから、先

生の診断が全てになる。だからこそ患者さんの痛みを正しく評価し、しっかり治してあげないといけません！」

なかなか刺激的とも言える発言だが、医療の世界も日進月歩する中、佐藤先生は現状に甘えることなく、常に新しい情報にアップデートして最新・最善の治療を心掛けている。

出身は東京都立川市。立川という街も再開発が進んで人口も増え、日々発展を遂げているが、佐藤先生はそんな立川の変遷を目の当たりにしてきた。子供の頃から身体を動かすのが好きな野球少年だったが、練習量×時間＝強さといった一昔前の根性論的指導法の犠牲者のようなもので、肘や腰など、とにかく怪我が絶えなかった。整体院でいくらマッサージされても治らず、整形外科ではレントゲンを撮られて、「野球肘だね。安静にしてください」と言われて湿布を処方されるだけ。結局、野球の道は諦めざるを得なかった。

都立高を卒業する際、消防士になる夢もあったそうだが、結局、整体師の道を選ぶ。

その理由は、身体を動かすのが好きなことと、やはりスポーツに関わる仕事がしたいという気持ち、何より、野球をやってきてたくさん怪我をした経験が生かせるのではないかと考えたことだ。その結果、新設されたばかりの関東柔道整復専門学校に入学する。

「いくら治療を受けても、そのときは軽減するけど再発する。湿布だってただの痛み止めですから、根本的には何も改善しない。僕が知りたかった怪我の原因の説明はしてくれないし、元通りに治るのかという不安も解消されませんでした。それって僕だけじゃないと思うし、患者さんのそんな悩みを解消させてあげたいという気持ちで柔道整復師の国家資格を取りました」

自分が悔しい思いをしたからこそ、そんな悔しさを感じる人を一人でも減らしたいというのが、この仕事をするにあたっての佐藤先生のモチベーションのようだ。

マッケンジー法で患者さんを〝整体難民〟から解放する！

こうした経験から、治療とはただ症状を診るだけに留まらず、患者さん一人ひとりを診ることに他ならないという考え方を持つに至ったと佐藤先生は語る。

21歳で柔道整復師の資格を取った後、専門学校系の整骨院で働き始め、わずか数年で院長を任される。20代前半の佐藤先生が40代や50代のスタッフを使う立場になって難しい経験もしたそうだが、より良い院にしようと試行錯誤を繰り返すうち、患者さんの満足度も高くなって一日あたり50人程度だった患者数もぐんぐん増えて150人にもなったという。

佐藤先生はオーナーに多店舗展開を勧め、新店舗を立ち上げて統括院長となる。

それからわずか2年後の2009年、二人のスタッフと独立して聖蹟桜ヶ丘に念願のスッキリ整骨院を開き、花小金井、福生と増やしてきた。

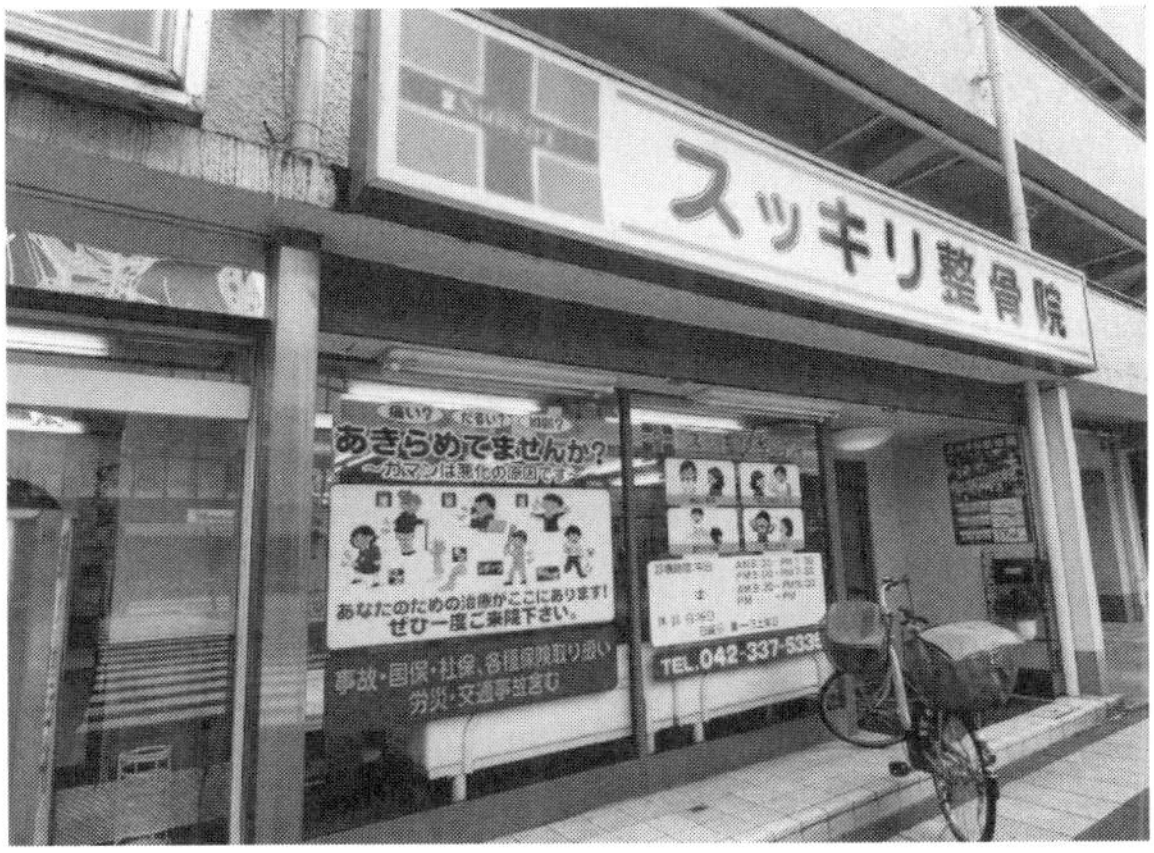

マッケンジー法に基く治療を実践しているスッキリ整骨院（写真は第１号店の聖蹟桜ヶ丘院）

それだけ書くと順風満帆そのものに見えるが、一方で、佐藤先生の心の中に消えない疑問が芽生えてきた。たくさんやって来る患者さんと誠心誠意向き合って治療し、少年時代の佐藤先生が抱えていたような不安も取り除き、患者さんも満足して笑顔でスッキリ整骨院を後にするが、しばらくすると再びやって来るのだ、しかも、同じ症状で。

なぜそうなってしまうのか？　どうして再発するんだろう？

そんな疑問を抱えながら治療に当たりつつ、常に健康や医療に関する新しい論文など情報を貪欲に吸収していた佐藤先生は、２０１８年頃に「マッケンジー法」に出合う。

「患者さんが『お願いします』っておっしゃって、うつ伏せになって、僕らが施術して帰っていただく。結局、患者さんは何も理解していないんですよ、病態を。やっぱりそれじゃダメだというか、再発予防には患者さんご自身が病態を理解し、自分で自分の身体をメンテナンスしていくことが必要だと考えていたときに、マッケンジー法に出合ったんです」

マッケンジー法とは、1950年代にニュージーランドの理学療法士ロビン・マッケンジーによって考案され、国際的にも高い評価を得て世界中で広く活用されている腰や首、手足の痛み等に対する検査法・施術法であり、同時に健康回復のための自己管理方法でもある。

その根底には、痛みを抱える人自身が主役となって、痛みの根本原因を解決すべきであるという哲学があり、世界中の治療家に活用され、理学療法などの分野でも最も多く研究の対象とされている。マッケンジー法には認定セラピスト制度があり、それは国際マッケンジー協会が設定した教育システムを履修し、試験に合格することによって習得することができる。

「認定セラピストの資格を持っているのはドクターと理学療法士が多く日本全体で500人くらい、僕らのような柔整師は全国で50人程度です。そもそも5コースあって講習がそれぞれ4日、分厚いテキストを丸暗記しないといけませんし、合格率も50パーセント以下なんです」

そんな過酷な座学と厳しい競争率の難関試験をクリアし、佐藤先生は2020年6月に国際マッケンジー協会の認定セラピストの資格を取ることに成功する。

モビライゼーションで頭痛が起きない姿勢を身体で覚える

前述したように、マッケンジー法のポイントは痛みに悩む患者さん自身の問題を自らが主役となって解決することにある。つまり、「ベッドに寝て治療されるだけではなく、患者さん自身にエクササイズしてもらって、その最中に僕たちが治療する形です。運動＋関節調整を同時に行うのが他の先生方と違う点ではないでしょうか」と佐藤先生は語る。

そこで『スッキリ整骨院』における治療の流れを聞くと、他の院とは違うエクササイズの話に入る前に、さっそくもう一つ違う点が見つかった。

それは問診に40分近い時間をかけるという点だ。診療時間が短い院なら患者さんは帰り支度をしている頃合いである。たいていは5、6分で、「うちは問診に時間をかけます」とおっしゃる先生でもせいぜい10分強。40分はこれまで登場した院の中でも最長記録ではないか。

「うちは問診が8割で、『こんなに聞く先生いなかった』と皆さんおっしゃいます。仕事からプライベート、痛みが出るタイミングや改善するタイミング……それらをとにかく聞きます。話しているうちに患者さん自身も分かってくるんです、〝あ、これすると痛いんだ〟って。頭痛だったら、長時間デスクワークしてると出るとか、朝起きたときだけ出るとか。で、『何がいけないと思いますか?』とご自身で考えてもらいます。患者さんに触れる時間ってそんなに

スッキリ整骨院（東京都小平市）

重要ではなく、痛みと生活環境の関連性に自分で気づいてもらうことの方が何倍も大事なんです」

重要なのは患者さんが受け身ではいけないという点。自分が治療の主体にならないと痛みと縁を切ることはできない。患者さんに自覚させるための40分でもあるのかもしれない。

そして、問診が済んだら施術となるのだが、主に患者さんに身体を動かしてもらいながら、その動きを見てスタッフが刺激を与える形で治療を進める。腰痛であれば患者さんが身体を反らしているときに調整したりと、痛みの箇所によってそれぞれ関節に刺激を与えていく。

関節を動かすことを「モビライゼーション」と言い、前述したエクササイズ＋モビライゼーションを15分～20分程度行う。その後は、姿勢指導や生活習慣の改善方法、患者さんが単独でできるエクササイズ法などを教示し、最後に、痛みが出たらどうするか、何をすると痛みが出るかをもう一度再確認してもらうことで治療がひと通り終了する。

「1回で痛みを取ることって僕は重要じゃないと考えています。だいたいうちに来る人って、頭痛でも腰痛でもそうですけど、何軒も治療院を回って数年悩んでいる方がほとんどです。1回で痛みが取れたから大丈夫ではなく、その方が痛みを理解することで、将来的に痛みが出たらどういう風に対処すると良くなるかを理解してもらうことが大事なんですよ」

日本人の頭痛の9割は緊張型、片頭痛の徒手治療は危険！

さて、そこで頭痛の具体的な治療の話になるのだが、またもや驚きの言葉が返ってきた。それは、頭痛のほとんどは緊張型頭痛で、片頭痛は徒手治療してはいけないという点だ。

「よく、『自分は片頭痛持ちなんです』とおっしゃる患者さんがいますが、その9割は緊張型頭痛です。パソコンやスマホの普及で、首の角度が乱れている方がとても多い。首の骨に血管が挟まって血流が悪くなって頭が痛くなる緊張型頭痛がほとんどです。本当の片頭痛は徒手療法をすべきではないというのが僕のスタンスで、本当の片頭痛と分かって治療しているならその人は医療従事者として失格で、僕は病院に行くことを勧めています」

何故かというと、血流が一気に良くなることで頭が痛くなる片頭痛の場合、治療しようとして施術者が手で触った時点で交感神経が働き、さらに血流が良くなることで症状が悪化して危険だからだ。その点では危険度から見て、本当の片頭痛は緊張型頭痛や群発頭痛と同じ「一次性頭痛」のカテゴリーに入れるより、脳梗塞や脳腫瘍、くも膜下出血などの重大な疾患が原因で起こる「二次性頭痛」のカテゴリーに入れた方がいいのかもしれないが、現実問題として、佐藤先生はこれまで本当の片頭痛の患者さんにはほぼ出会ったことがないという。

先日も片頭痛を治して欲しいと地元のタクシー運転手さんがやって来た。眉間にピキーンと刺すような痛みが起きると目も開けられないことがあると訴えてきた。頭痛外来でも「片頭痛」と診断され、ネットで調べた頭痛の名医に診てもらっても全然治らなかったという。

しかし、佐藤先生が診断した結果、片頭痛ではなく緊張型頭痛と判明した。その裏付けとなるのが「フレクションローテーションテスト」と呼ばれる診断法である。そもそも頭痛が他の痛みの診察と違うのは、来院時に必ずしも痛みがあるわけではないことで、短い問診だけで片頭痛と診断するのは危険なのだ。一方でこのテストは、頭を下向きに90度傾けた状態で左右に曲げてみて、その際の頸椎の関節の可動域をチェックするというもの。

正常な人間だと関節が左右とも45度まで動くそうだが、それが30度以下になると緊張型頭痛の診断結果が陽性となる。そして、右が30度以下の人は右側に頭痛があり、その逆もまた同様である。問診とこのテストを行った結果、緊張型頭痛と判明したら治療に入る。

「頭痛の原因となるのは頭蓋骨の一番後ろの後頭骨と頸椎の1、2番、この三つの骨の位置異常、もしくは過緊張です。つまり、関節や靭帯という組織が固まって動かなくなっている状態で、そこに血管や神経が挟まれてしまったことで血流や神経の流れを阻害してしまうために起こるんです。ですから、治療法としては、凝り固まった後頭骨と頸椎の1、2番の緊張を取るというのが一番スタンダードな治療法になります」

ほとんどの人が頭痛の有無に関わらず、首が凝ると揉んでしまうし、整体でも揉みほぐす治

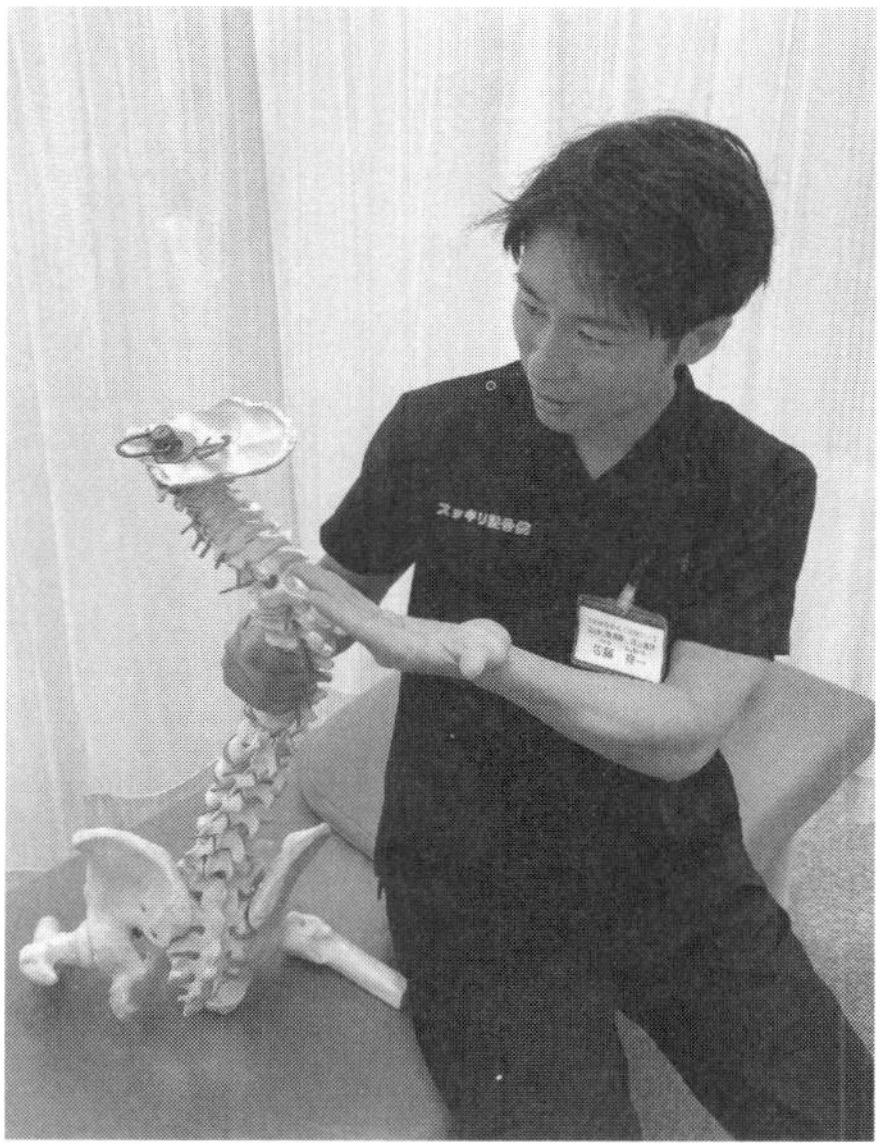

後頭骨と頸椎の状態を骨格模型を使って説明する佐藤先生

療が行われている。だが、普通に考えたら揉むことでより圧迫され、症状が悪化するという悪循環に陥る。実は頭が痛いときに安易に首を揉んではいけないと佐藤先生は指摘する。

　佐藤先生のスッキリ整骨院では、そのまま揉むのではなく、関節を優しく開く感じで挟まった血管や神経を外し、ほぐしながら調整を行う感じで治療を進めていくという。その際、頸椎の左右どちら側に挟まっているかはテスト結果を反映させつつ、ただ、どの箇所で挟まっているかは外からは見えないため、後頭骨、頸椎の1、2番のどのあたりなのかを探りつつ動かしていく――それはまさに神ワザの領域であると言っていいかもしれない。

　神ワザという点では、患者さんが行うエクササイズがどんなものか気になる方もいると思うが、このエクササイズも患者さん一人ひとりによって違うために説明しづらいという。患者さんの年齢、性別、筋肉の付き方から既往症、身体の特徴、さらには痛みの程度によって二つとして同じエクササイズはないので、こればかりはご自身で体験していただきたい。

また、前述したタクシー運転手さんが言うような眉間に刺すような痛みは、頭痛の症状でも一番悪化した痛みだという。佐藤先生によると、頭の前部に痛みがあるほど悪化しているそうで、後部にいけばいくほど初期、あるいは改善している感じとのこと。つまり、痛みは後頭部、あるいは両耳の横のあたりから始まって、前方に抜けた後、再び後ろに収束していくそうだ。

常に最新・最善の治療法で患者さんのＱＯＬを向上！

以上でスッキリ整骨院での頭痛治療はほぼ終わるわけだが、最後にマッケンジー法に基づいて再発予防のための姿勢指導や生活の改善方法を患者さんと一緒に考えていく。

これもまた患者さん一人ひとり違う。そのため、身体のどこの関節をどのように動かしていけばいいかは何通りもある、その組み合わせもまた身体中の関節の数だけあるわけで、最終的には天文学的な数になるため説明は無理というもの。また、理想的な姿勢も、巷間よく言われているようなやり方を一概に真似するのはお勧めできないと佐藤先生は指摘する。

「よくネットにも出ていますよね、デスクでパソコンを使うときに座り方はこうで、モニターの高さはこれくらいで、脇や肘の角度はこのくらいが望ましいとか。でも、それを鵜呑みにす

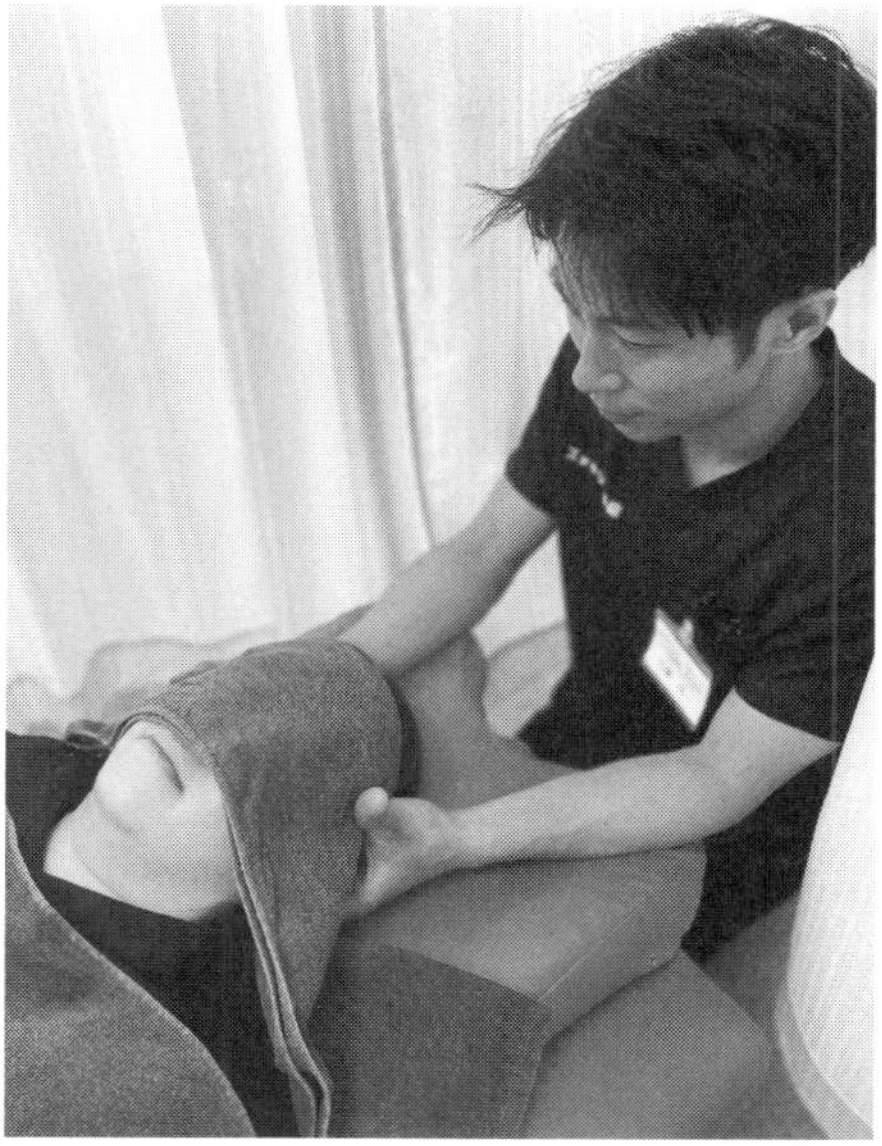

頭痛の治療にあたる佐藤先生。「実際の頭痛は緊張型頭痛がほとんどです」とのこと

るのって実は危険なんです。だって、アスリートとご老人の骨の形が違うように一人ひとり違うんですから、その人にとって一番いい姿勢って千差万別ですし、同じ人でも治療前、治療中、治療後で変わってきます。その方がそのときにベストだと思う姿勢指導をしてあげないといけません。で、それで痛みが出ないようなら、その姿勢こそ正解なんです」

なるほど。目から鱗ではないが、おっしゃること全てが驚きで、なおかつ納得の説明としか言いようがない。世に〝患者さんファースト〟〝患者さん一人ひとりにオーダーメイドの治療〟を謳う治療院はたくさんあるが、ここまで徹底した患者さんファーストでオーダーメイドの治療に当たっているところはそうはないだろう。

その点では、佐藤先生の冒頭の刺激的な発言も十分納得できるだけの治療方法ではないだろうか。実は取材中、それ以上に刺激的な発言もあったのだが、何度も言うように最新・最善の治療法のアップデートとその実践の裏付けもあって、大言壮語には終わっていない。

「僕らの仕事は痛みを取るのがゴールではなく、患者さんがこれからの人生をしっかり謳歌できるようなマネジメントをするのが大事だと、いつもスタッフに言っています。その点で、人間が本来持っている自然治癒力は偉大で、本来の治療とは、この自然治癒力を最大限に引き出すことで、なかなか治らないのは何らかの原因で自然治癒力が低下しているということです。その原因を患者さんと一緒に見つけていくことが僕たちの最大の役割です。患者さんに最短ルートで治っていただき、その先にある質の高い人生を謳歌してもらいたいですね」

マッケンジー法に留まらず、常にアップデートし続ける佐藤先生の今後に期待したい。

（取材・文／萩原）

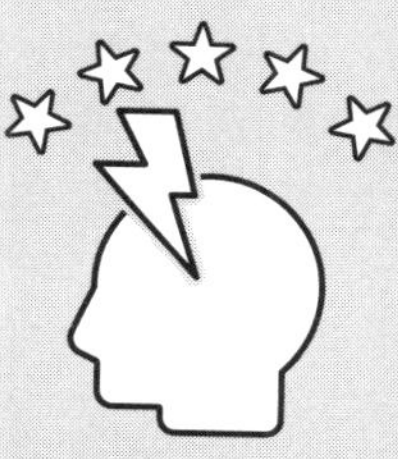

―― 慢性頭痛を改善に導く神ワザ治療院10選 ――

島崎広彦院長

オフィスシマザキ

（東京都青梅市）

保険がきかない高額診療なのに予約殺到！
病院で治らなかった人たちへの「天使の手」

カイロプラクティックの草創期から活躍する上部頸椎治療の専門家

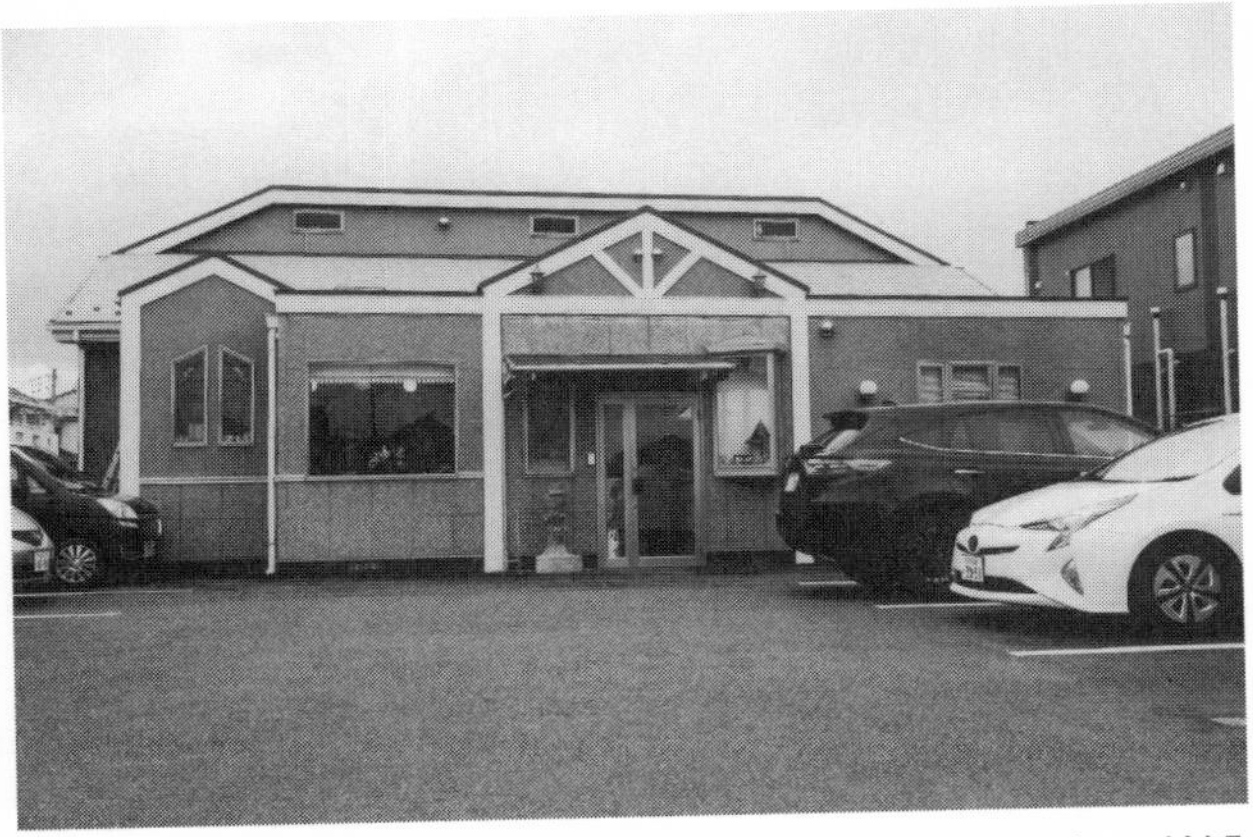

一見すると治療院とは思えない『オフィスシマザキ』の外観

新宿から青梅街道を直進して右折を一回するだけ。今寺三丁目交差点近くに建つ治療院『オフィスシマザキ』。JR青梅線の河辺駅北口、小作駅東口から車で約8分、圏央道青梅インターからは約7分、また、河辺駅から入間市駅行きの西武バスに乗車し「今寺榎《えのき》」バス停から徒歩3分だ。

モスグリーンの外観が印象的な同院は、カフェと間違える人もいるほど、一見すると、治療院には思えない。さらに玄関を入ればバリアフリーの35坪洋館平屋づくり。一般的な治療院とは趣が異なり、アンティーク家具や調度品が配された悠揚な空間が広がっている。

「落ち着く調度品と、最新の検査機器がうまく融合して〝治せる空気・治る雰囲気〟があると、ある空

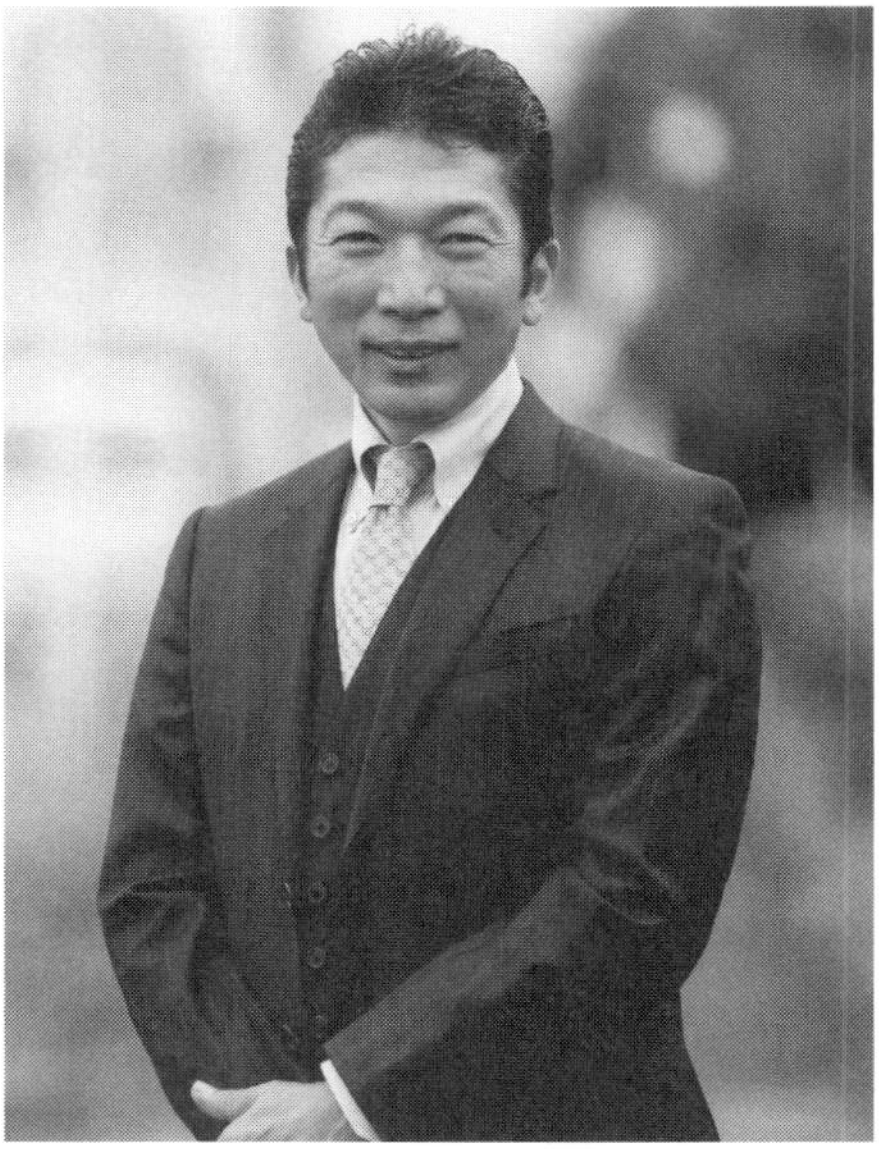

数少ない上部頸椎治療専門のカイロプラクターである島崎広彦院長

間デザイナーさんにお誉めの言葉をいただきました」

　と笑顔で迎えてくれたのは、治療院では珍しく、3ピースのスーツに身を包んだ島崎広彦《しまざきひろひこ》院長。白衣が苦手ということで、夏場はアロハシャツ、それ以外はスーツ姿で治療にあたる。治療家となって35年、これまでに累計約25万人の治療実績を誇るベテランカイロプラクターだ。

　兼業農家の次男坊として生まれた島崎院長。治療家になるきっかけとなったのが、幼少期から日課となっていた両親の肩もみだった。朝早くから夜は暗くなるまで畑仕事をしていた両親は肩こりや腰痛がひどく、島崎少年は肩もみをするたびに、

「あ〜、楽になった。生き返ったようだ。これで明日も頑張れる！」

と感謝の言葉をかけられた。中学生になると握力もつき指圧の真似事のようになり、高校生の頃には、

「治療は人助けになる。これを仕事にすればいい」

と両親に勧められたという。そこで、『指圧の心は母心。押せば命の泉湧く』という言葉で一躍有名になった浪越徳治郎《なみこしとくじろう》氏の日本指圧専門学校に入学し、あんま・マッサージ・指圧師免許を取得。在学中の2年目からはダブルスクールでカイロプラクティックを学びはじめる。当時、カイロプラクティックはまだまだ認知に至っておらず、日本でのカイロプラクティックの草創期から治療に従事するカイロプラクターともいえる。

その後、1990年に自宅前の10坪のスペースで『オフィスシマザキ』を開業後、1994年に現住所に移転し、近代化した検査設備で本物のカイロプラクティックを実証。開院後3年目には口コミで評判となり、施術で絶大な信頼を得た。現在も、北海道から沖縄の日本各地から患者の予約が入る人気の治療院となっている。

同院の大きな特徴の一つが、プレミアムコースで頸椎症（神経根症含む）の治療を行う点だろう。首の痛みとそれに伴う手のしびれや背中の痛み、それも激痛が発生し、天井を見上げることができないようなケースの頸椎治療だ。他院では「首は危険なので触れない」と断られるケースが多いが、同院では多くの症例を手掛けている。また、手術しか治療法がないと言われた患者さんであっても、手術を回避し、元の生活に戻るまでに改善させている。この点が、島崎院長が神ワザ治療家と称されるゆえんでもある。

実は島崎院長は、カイロプラクティックのなかでも、上部頸椎カイロプラクティックの開発者であるB・Jパーマー氏の最後の直弟子であるDr.クラウダーに師事した上部頸椎治療の専門家でもあるのだ。カイロプラクターのなかでも上部頸椎の専門家は少ない。これは、見立て（診断）も手技も高度な知識と技術が必要であるうえ、効果を出すのも難しいことが影響している。

「理論的に追求すると頸椎への正確なアジャストメント（調整）で全身が変化する、というスペシフィック・カイロプラクティックに感銘を受け研究に没頭しました。Dr.クラウダーに真髄の手ほどきを受け、レントゲンと見比べながらたくさんの症例を触診することで、指先の感覚だけで状況を把握できるまでになりました」

と語る島崎院長。コロナ禍で中断はしたものの、毎年、カイロプラクティックの本場であるアメリカに足を運び、最新の知識と技術を得るなど自己研鑽を続けている。今年の春には早速、3年ぶりにアメリカへと足を運んだ。

院内を見渡すと数えきれないほどのフクロウの置物が目につくが、

「患者さんの首がフクロウのようによく回るようにとの願いを込めたものです」

と説明してくれた。

また、急性腰痛（ぎっくり腰専門コース）では、その日のうちに8割程度痛みを減少させるという。抱えられるような状態で来院した患者さんが院長の治療後には、普通に歩いて帰宅できるまでの改善を見せる。そのほか、慢性腰痛、足のしびれなどの症状にも対応している。

常に心がけているのが、院長自身がしてほしいと思う治療を提供すること。それは、

「できるだけ早く痛みが軽減するだけでなく、根本的に改善し、通院回数も少なくて済むように、そして効果が長続きする、そんな治療です」

と語る。とても贅沢な願いではあるが、それに応えられるだけの技術と知識の習得を積み重ね、設備を整えてきた島崎院長だからこその言葉だろう。

院長おすすめのプレミアムコースでは、まずは少しでも痛みが緩和できる対症療法を行い、その痛みが出る原因の特定とその除去（原因療法）、さらに身体が自ら治ろうとする働きである自然治癒力を活性化させる治療（自然療法）を行うことだと説明する。

そして治療のメインはカイロプラクティックの技術で行われる。カイロプラクティックでは、不調は身体が本来の働きをしていない、つまり、身体のなかに本来ある「治す力＝不調や病気に対して回復する力、抵抗する力」が発揮されていない状態だと考えられている。島崎院長の治療は、一人ひとりの患者さんが持つ『自然治癒力』、本来誰もが持っている「治す力」を最大限に活かすことを最終的に目指すものだ。これは35年間に渡り、院長が研鑽を続ける「現代版カイロプラクティック」でもある。

痛みの発生原因と痛む場所は常に異なる。痛みの原因となるゆがみを矯正したり、自然治癒力低下の原因となる神経圧迫の解除は、すべてカイロプラクティックの専門技術でもあるのだ。

これに加えて、患者さんが痛いと感じる部位には、筋肉の硬直や動きの減少、筋膜癒着などがあるため、指圧やマッサージでの治療も行っている。

肩こり、首こりが改善すれば、頭痛はほぼ出なくなる

「頭痛は他の部位の痛みと比較にならないほどつらいものです。頭痛や顔面の痛みは脳に近い痛みのため、挨拶すらできず、痛みに耐えてゆがんだ面持ちで診察を受けることになります」と島崎院長。実際に同院での頭痛を訴える患者さんは多く、男女比でいえば圧倒的に女性の患者さんに多いという。

「生理痛による頭痛も含めれば当然ですが、筋力不足から姿勢を崩している女性が多く、例えば、なで肩やぽっこりお腹の猫背、ストレートネックといった姿勢が首や肩のこりを増加させ、それに伴い頭痛も増えます。コロナ禍以降、運動不足で男性にも多くなりました」

特に冬場は頭痛患者さんが増えるほか、爆弾低気圧などが来る数日前から、ひどい頭痛に悩まされる患者さんも散見される。島崎院長によると、肥満体系の人は血圧の影響で頭痛を訴え

ることもあるという。

「肩こり、首こりが改善すれば、頭痛はほぼ出なくなる——これが現実です」

それが慢性頭痛であれ、緊張型頭痛であれ、片頭痛であろうとも、全てのタイプの頭痛が、首こり、肩こりが軽減すると頭痛も軽減するという。また、特に後頭部の痛み、側頭部でも左右どちらかに痛みが集中する場合は上部頸椎のずれが大きく関係しているという。

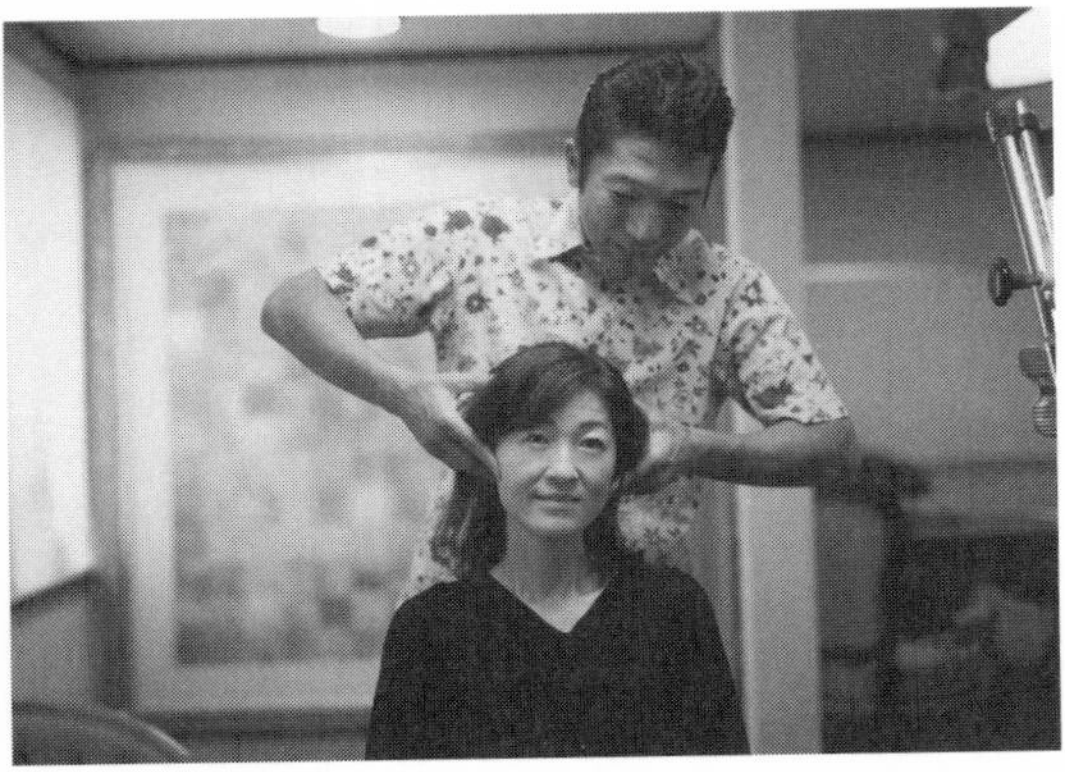

血管や神経を圧迫して頭痛を引き起こす首や肩の筋肉の緊張を取り除く

「後頭部に痛みが多い場合、大後頭神経《だいごとうしんけい》が頭板状《とうばんじょう》筋《きん》という筋肉によって圧迫されています。側頭部の痛みは小後頭神経《しょうごとうしんけい》に頸板状筋《けいばんじょうきん》の過緊張（首のこり）による圧迫が見られますし、頭頂部の場合は帽状腱膜、こめかみ部分は顎を動かす側頭筋の緊張です」

と説明する。

このように、首や肩の筋肉の緊張が、神経を圧迫した場合や静脈を圧迫した場合、確実に頭痛が発生する。実際の治療現場の感覚では、首を整えて首のこりが減少すると、ほとんどの頭痛は軽減し、発症しなくなってくるのが現状なのだ。

薬の服用をやめても頭痛の発症率はゼロに近づく

島崎院長は、片頭痛・緊張型頭痛・群発頭痛など、頭痛専門外来を受診し、しっかりと診断されたどのタイプの頭痛であっても、前述のように首や肩のこりが解消すると、それら頭痛の発症率はゼロに近づくと力を込める。この結果に、それまで頭痛薬での対症療法でやり過ごしていた患者さんは驚きを隠せないという。また、島崎院長は手技治療によって、頭痛薬の効果と同等以上のものが期待できると語る。例えば、ミオナールやデパスは、筋肉の緊張や肩まわりなどのこりをほぐすことで頭痛を抑える目的で処方されることが多い薬だが、それは手技療法でサササッと身体をほぐすのと同じようなものと考えられるという。

「ミオナールなどの薬が効くのであれば、その患者さんの頭痛の種類は、緊張型頭痛だと推察できます。筋肉が緊張することにより、頭部に分布する神経が圧迫されます。具体的に言えば、大後頭神経痛が引き起こされるのです。後頭骨と頸椎を支える頭板状筋という筋肉を貫いて後頭部に向かうのが大後頭神経ですが、頭板状筋が緊張して固くなってこの神経を圧迫すると、後頭部全体に放散痛という痛みが広がってしまうのです。また、耳の後ろから側頭部には小後頭神経が分布していますが、この神経を頸板状筋や胸鎖乳突筋《きょうさにゅうとっきん》の緊張によって圧迫することが頭痛を引き起こす大きな原因となっています」

上部頸椎は、腰椎などと比べるとゆるく止まっているため、ずれが生じやすい部位でもある。上部頸椎がずれることによって前述のように緊張する筋肉が出てくる。その緊張した筋肉が大後頭神経、小後頭神経、大耳介神経などを挟むと確実に頭痛が起こるということだ。

また、ひき始めの風邪に効果的とされる漢方薬の葛根湯も頭痛を和らげる目的で処方されることがあるという。

「トリプタン系の薬は、脳の血管に働き拡張した血管を収縮することにより頭痛を抑えます。三叉神経末梢の働きを抑制する効果もあり、顔面に近い頭痛にも効果的です。トリプタン系の薬が効くのであれば、脳の血管拡張による片頭痛と考えられるのですが、トリプタン系の薬は、緊張型頭痛にも効くため、『トリプタン系が効いたから片頭痛』という安易な診断はできません。ただ、血圧が高くなると頭痛が起こるケースもあるため、やはり血管拡張は頭痛発生の最大要因と考えられます」

これらのことから、同院では、患者さんが服用している薬を確認しながら、首や肩のこりを緩和させ、脳の血管の圧迫・血行障害の発生を抑えていくのだという。

「正確には、脳への血液の入り口である動脈は、首のかなり深い所を通ります。また、動脈自体にも弾力があるので、首の筋肉がかなり固くなっても動脈の圧迫は起きません。問題は弾力性のない、浅い場所を走行する静脈の圧迫が起こるということです。静脈を圧迫された状態では、血液の入り口（動脈）は正常でも、出口を塞がれるので、結果として、脳内の血管は膨らみます。手技療法で首から肩のこりがなくなると、血管の圧迫、神経の圧迫がなくなるため、あらゆる頭痛の元がなくなるということです」

と島崎院長。また、補足ではあるが、アルコールによる二日酔いの頭痛は、血管の浮腫や身体のむくみ、時には脳自体のむくみが原因で起こると考えられるため、漢方薬の五苓散《ごれいさん》でむくみをとることで頭痛を抑える人もいるという。

夢は「どこに行っても治らない患者さんのための病院づくり」

治療の前にしっかりと身体の状態を確認、検査し、検査結果を患者さんと共有しながら痛みの原因と治療法を説明するという島崎院長。お試しコースの流れを紹介しよう。

カルテ・問診票の記入後、院長との問診で患者さんの現在の症状や病歴などを直接聞き、病院でのレントゲンやMＲＩのコピーがあれば持参してもらい参考にしているという。

その後、いくつかの検査が行われる。

オフィスシマザキ（東京都青梅市）

「熱の高いところは赤く、低いところは青く、中間は黄色や緑色で表すサーモグラフィーによる検査と、身体に等高線を投影したモアレ写真も使用します。この二つの検査により、身体の曲がり、筋肉の萎縮や膨隆、それに伴う炎症性の熱、血行障害による冷えなどが一目瞭然で確認できます。続いて、身体の動きの中で、可動制限がある部位、痛みがある動きを確認し、背骨に関しては触診で骨のズレを検査します」

検査結果を患者さんとともに確認後、いよいよ施術に入る。プレミアムコースと違い、お試しコースは頸椎のみの治療だ。

「患者さんに横になっていただき、上部頸椎をアジャストメントします。瞬時に終わりますので痛みはありません。アジャストメント後は、すぐに動かず、そのままの姿勢で5分程度横になっていただきます」

その後、院内のベッドで30分~60分程度休息する。これは、アジャストメントした上部頸椎のバランス、神経系の安定のために大切な時間だという。島崎院長は、

「アジャストされた状態を、脳が承認し、記憶するために必要な時間です。つまり、身体に覚えてもらうということです」

と語る。前述の通り、上部頸椎は腰などと比べて可動域が広く、筋肉もあらゆる方向についており、もともとゆるめに止まっているため、ずれやすい。アジャストされた状態が元のずれ

た状態に戻らないためにも必要な時間という。カイロプラクティックでは、アジャスト後に休息の時間をとるのが本来のやり方なのだそうだ。

休息後に再び検査を行い、今後の注意事項などを説明して初回の治療は終了する。大部分の患者さんは、1~2回の施術で症状が緩和し、3~5回の通院でしばらく安定するという。

検査や施術のための最新設備も充実している同院だが、納入業者からも病院以外の治療院のなかでは〝間違いなく日本一〟とのお墨付きももらっていると笑みをこぼす島崎院長に治療家としての醍醐味を聞くと、

「治療前と治療後の違いを患者さんがその場で体感できることが、手技療法の醍醐味です。そして『先生がいてくれて良かった』と言われることが活力となっています」

と教えてくれた。今後は〝これまでにはない病院を作る〟ことを大きな目標・夢としている。

「病院でしか治せない症状と、手技療法だから治せる症状を網羅して、どこに行っても治らない患者さんを、全国から青梅の地に集められるような病院です。その夢の実現に家族総出で取り組んでいます」

現在、長女が医学部の3年生、高校3年の長男は来年から人体工学とカイロプラクティックを学ぶ予定だ。高校1年生の次女は、経営や法律の勉強に目を向けているという。

「神ワザ治療家のゴッドハンドにはまだまだおよびませんが、まあ、〝天使の手〟レベルと公

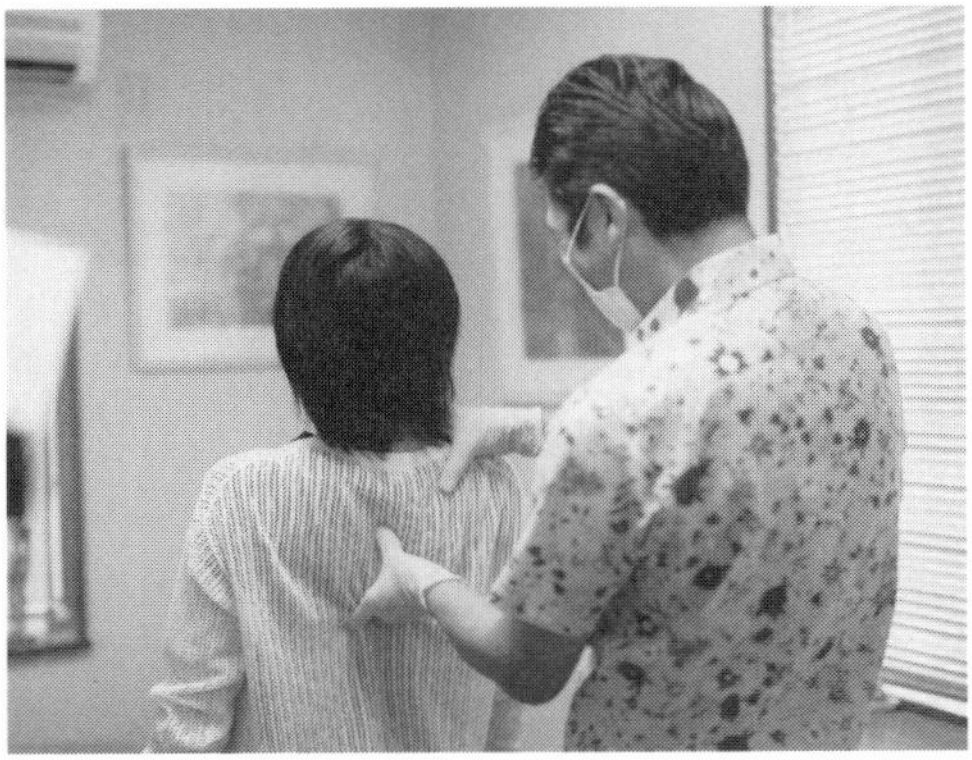

「背骨のズレを正し病気や痛みを改善させるのがカイロプラクター」と島崎院長

言しています」

と笑みをこぼす。院内には前述の「首がよく回るように」との願いをこめたフクロウの置物とともに、たくさんの天使の置物がここかしこに置かれていたのだが、その理由はここにあった。

「現代医療が薬によって得ようとする成果を、手技を用いて達成するのが私たちカイロプラクターです。背骨のズレが原因で病気や痛みが発生すると多くの医学者が提言していますが、それが事実だと結果で証明するのは、カイロプラクティックだけです」

と胸を張る島崎院長。35年をかけて積み重ねたカイロプラクティックの知識や技術、経験はもとより、現在も続ける日々の研鑽で、さらなる高みを目指し続けていた。

（取材・文／松岡）

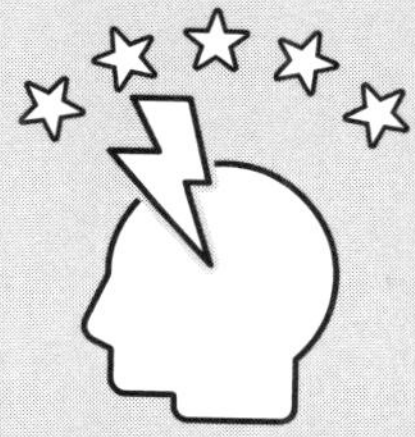

―― 慢性頭痛を改善に導く神ワザ治療院10選 ――

菅井正志院長
葉山整体院
（山形県村山市）

頭痛を起こす原因はストレスや電磁波
離れた相手も遠隔治療で元気な身体に

脳梗塞に倒れた父親の姿を見て健康の大切さに気付く

東京駅から山形新幹線に乗って約3時間、長閑な田園風景を走ると「さくらんぼ東根」というかわいらしい名前の駅に到着する。さくらんぼが特産物として有名な山形県の中でも、ここ東根市は生産量日本一で、高級品種の「佐藤錦」発祥の地でもある。

モダンな3階建ての駅の1階で待ち合わせた。土産物売場奥の喫茶コーナーである。

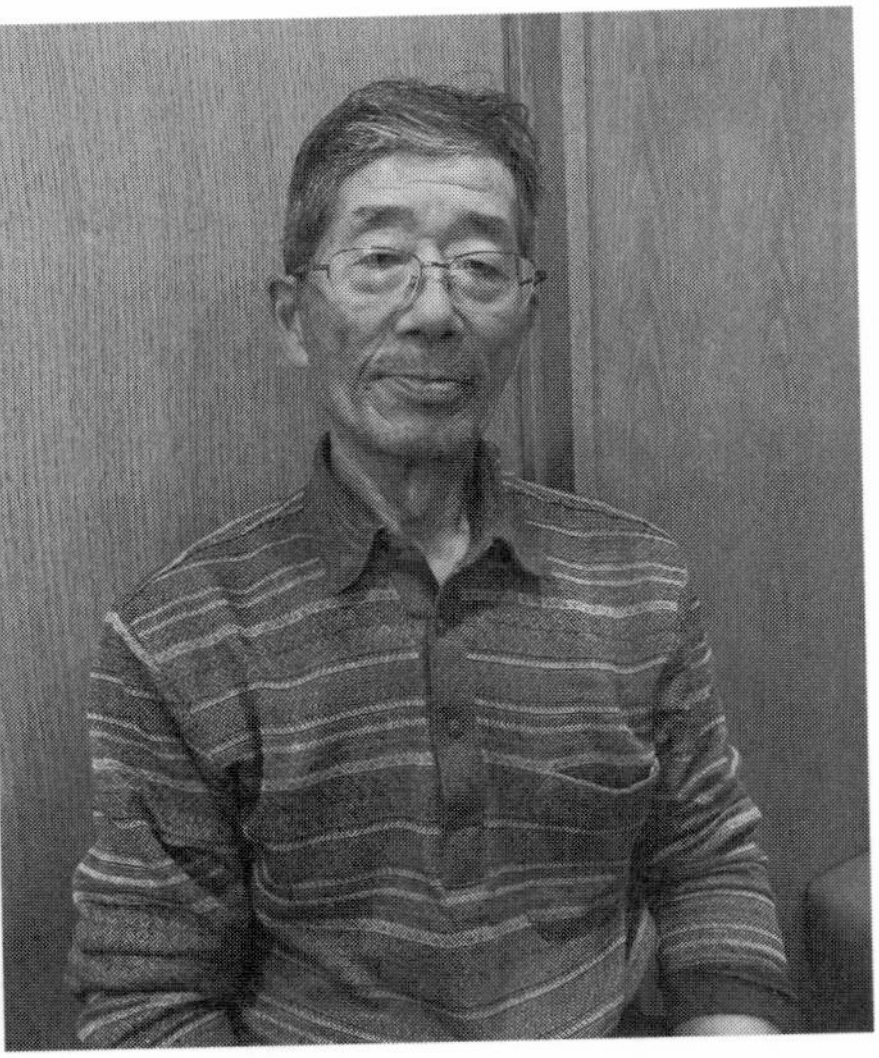

コロナ禍の影響もあって「遠隔治療の患者さんも増えた」と語る菅井正志院長

ほどなくして現れた『葉山整体院』の菅井正志《すがいまさし》院長は、一見するとさくらんぼ農家のような風情だが、74歳にして背筋がピンと一本通って矍鑠《かくしゃく》とした物腰は、まるで黒澤明の時代劇に出てくるいぶし銀の剣の達人のようでもあった。

「私のはちょっと普通の整体と違うんで、言ってる意味が理解できないと思うんですよ」

開口一番そう言われて、若干、怖気づ

いた。しかも、「前屈してみてください。床に手がつきますか？」と言われたので試してみたが、身体の固い筆者はつくはずもない。すると今度は、「あそこ（喫茶店）のドアまで歩いて戻ってきてもらえますか？」と言われたので、指示どおりに歩いて戻ってくると、菅井院長は何やら手元で妙な動きをしていた。

再び前屈して欲しいと言われてやってみると、何と手が床についたのだ。〝これは遠路はるばる来た甲斐がありそうだ〟と期待に胸を膨らませ、取材を開始した。

１９４９年、山形県村山市の農家の長男に生まれた菅井院長が整体に興味を持ったのは、会社勤めをしていた30代の前半頃のことだった。ある日突然、60代の父親が脳梗塞で倒れた。幸い命に別状はなかったものの、半身不随となって介護が必要な状態となったのである。

菅井院長は仕事から帰ると、昼間の面倒を見ていた母親に代わって食事をさせたり、おむつを替えたり、風呂に入れたりと父親の身の回りの世話に明け暮れたという。

そんな中、ふと不安を覚えた。酒もほとんど飲まず、タバコも吸わずに健康だった父親が倒れるなら、その血を受け継いで、さらに酒もタバコも飲む自分は将来どうなるのだろう……。

それ以来、漠然とだが人間の身体や健康について考えるようになっていったという。

ある日の帰り道、駐車場の片隅で二人の男性が奇妙な行動をしているのが目に入った。一人はL字形の細い金属の棒の短い部分を両手に持って歩いていた。気になって話しかけてみると、地下に水道管が通っている場所を確認しているのだという。

L字型の棒は「Lロッド」という名称で、両手で棒の先をそろえたまま持って歩くと、突然、2本の棒が左右に開く。棒が開いた直下の地下に水道管が通っているのだという。いわゆる「ダウジング」と呼ばれる、古代ギリシャや古代ローマなどで行われていた地下水脈や貴金属の鉱脈を探す手法で、当時、テレビなどで紹介されてブームになっていた。

興味を引かれた菅井院長がどこに行けばLロッドが手に入るか聞くと、二人は自分たちの会社に案内してくれた。すると、そこの社長が出て来て、「Lロッドは今は手に入らないが……」と言って、ワイヤーハンガーをペンチで切り、同じ形状の物を作ってくれたのだ。

菅井院長はその手作りLロッドで近所の水源を確かめて歩いた。

そんなある日、隣のさくらんぼ農家が、今年は雨が少ないから大きく育たないと嘆いていた。そこで菅井院長は、地下に水脈が3本流れているから、井戸を掘ればいいと提案した。隣人は半信半疑でユンボで地面を掘ると、菅井院長の予言通り水が出たのだ。その年、水不足で周囲が小粒ばかりの中、隣人のさくらんぼは大きくて等級も良く高い卸値で売れて、菅井院長は大いに感謝されたという。

このLロッドの一件から、菅井院長は神秘的な超自然の力に興味を持つようになり、同時に健康になるための方法を模索し始める。ネット通販で人間の身体について書かれた解剖学や整体の本はもちろん、後述する「波動」や「キネシオロジー」「中医学」に関する本を中古で買い漁り、同時に整体のDVDなども購入し、全くの独学で勉強し始めるのであった。

人は地球に生きている時点でストレスを受けている

本業である温泉の泉質管理業を続ける中で、菅井院長は人間の身体と自然法則に関する研究を続けていった。そんなある日、納屋に入ると、子供が使わなくなった地球儀を見つけた。改めて地球儀を見ていると、地球は右側へ傾いていることに気がついた。地軸の傾きは23・4度、そして、地球の赤道の外周は約4万キロである。24時間で一回転するとして、実に時速約1700キロである。地球は傾いたまま新幹線の約6倍もの速さで回っているのだ。

〝いったい人間の身体はどれだけの遠心力を受けているんだ！〟と、菅井院長は驚いた。

それだけではない。そもそも人間は、地球の重力を受けながら二足歩行しているのだ。そのことに気づいたとき、菅井院長は「人間には最初から具合が悪くなる要素があるんじゃないか。ちょっとした要因（トリガー）で不調が出るのは当たり前だ」と納得する。

また、あるとき、庭に咲くアジサイにカタツムリを何匹か見つけた菅井院長は、殻が全て同じ右回りなのに気づき、自然の法則の神秘さに感銘を覚えるようになっていった。

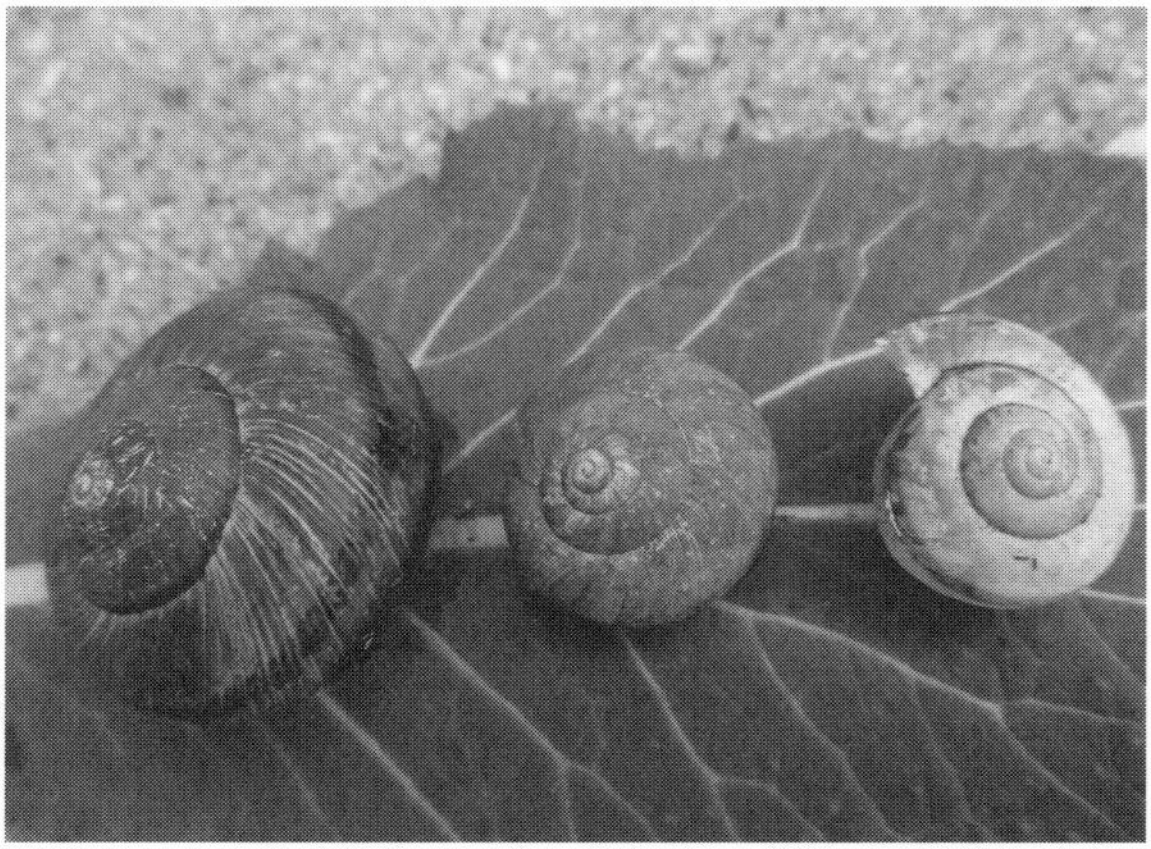

カタツムリの殻はほとんど右巻きなのにも理由があるという

それからしばらく経ったある雨の日、高齢の祖母が「頭が痛い」と言って床に伏せていた。菅井院長が住む地域では「雨病《あまや》み」と呼ぶそうだが、これは気圧が低くなると頭痛など身体に不調を引き起こす、いわゆる「気象病」の一種ではないかと思われる。

菅井院長は、天気図で高気圧は右回り、低気圧が左回りなのを思い出した。そこで庭にいたカタツムリを1匹手に取り、水を絞ったタオルにそっとくるんで祖母の額の上に置いた。すると、1時間も経たないうちに祖母の頭痛は消え去り、元気になって立ち上がったのである。

左回りの低気圧で頭痛が起きているのなら、右回りのカタツムリをぶつけてプラスマイナスゼロにすることで不調を帳消しにできるのではないかと考えたわけだ。今にして思えば、この出来事が菅井院長の最初の〝治療〟とも呼ぶべきものだったかもしれない。

「いろいろな自然の現象で人間の身体が不調になる。それを自然のもので治す。とすれば、渦巻きも大きな一つの治療法なんです」と、菅井院長は当時を振り返ってそう語る。

無償で頼まれた近隣住民の身体の不調を治すようになる

その後も研究を続けた菅井院長は、物質内部の原子レベルで発生する磁場の動き（エネルギー）である「波動」と、筋肉の強度を触診することで病気の原因を診断し、治療法を選択できるとする代替医療の診断手法である「アプライドキネシオロジー」（キネシオロジー）にとりわけ傾注して、身体の不調の度合いや原因を見極める手法に長けていく。と同時に、整体のＤＶＤや「中医学」、ヨガの「チャクラ」理論などを学んで、ツボの効果や経絡の流れを理解し、どこをどうすれば身体の不調が解消されるのか、具体的な技術を体得していった。

山形の山間部の片隅で、人知れず菅井院長は人助けのための神秘的な力をマスターしていった。そして、いつしか会得した技術を困っている人に役立ててみたいと考え始める。

雨病みのような気象病を訴える近所の友人はもちろん、それ以外にも「腰が痛くて農作業が辛い」「膝が痛くて階段が昇れない」「肩こりがひどくて洗濯物を干せない」……と口癖のように身体の不調を訴える友人知人に、「じゃあマッサージさせてくれるかい」と声を掛け、それまで学んだ知識や技術を施してみたところ、その効果は抜群だった。

頭痛がなくなった、腰が痛くない、膝が軽くなった……などといった感謝の声が湧き上がり、自分も治療を受けたいという人が徐々に増えていった。もちろん、お金は取らず無償のサービス、いわば「治療というよりは人助け」であったという。いつしか、その効果は折り紙付きとなり、だんだん口コミで評判が広がっていくようになる。

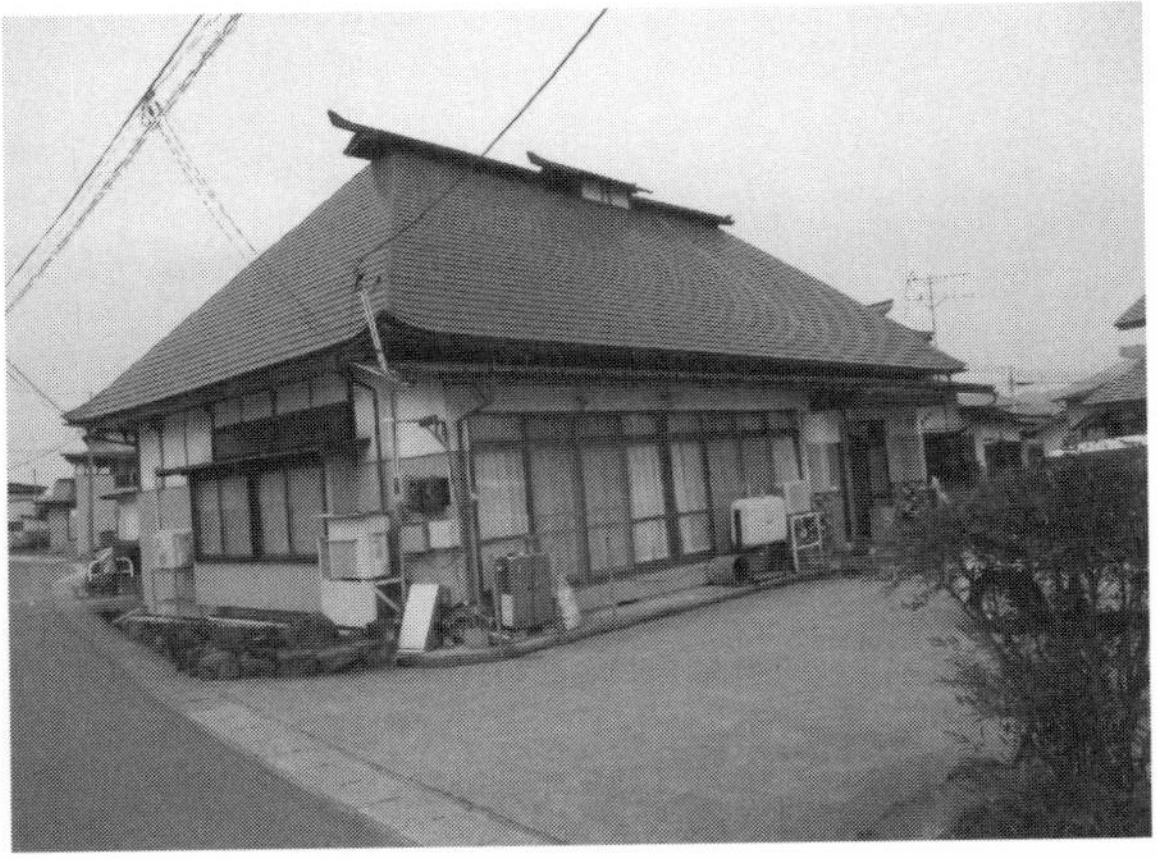
さくらんぼ東根駅から車で約20分、山村の街道沿いにひっそりと佇む自宅で治療を行っている

「何人か試してみてデータを蓄積して、いろんな不調の回復に役立てていきました。経験が増えてくると、ここをこうすれば治るというのが分かってきましたね。そのうち、治療する前にその人の潜在意識から本人の健康情報が分かるようになりました」
よく言われるように、人間の意識には潜在意識と顕在意識がある。人間は実は脳のほんの数パーセントしか使っておらず、それを顕在意識と呼び、それ以外の90数パーセントを潜在意識が占めている。キネシオロジーテストで潜在意識を読み取ることで不調の原因が分かると菅井院長は主張する。

そんなある日、腰の痛みがひどい50代の男性が菅井院長を訪ねて来た。その男性を治療したところ、無事、痛みがなくなった。「次はいつ来ればいいですか?」と聞く男性に、「来なくて大丈夫です。不調は全部取りましたから。ただ、外部から何らかのストレスがかかると症状が出ますので、そのときだけ来てください」と言ったところ、男性は感謝し、謝礼だと言って1万円を菅井院長に渡そうとした。「無料ですよ」と伝えると、驚いた男性は「これまで整体やマッサージに何軒もお世話になった、金額にすれば国産の高級車が買えるくらい費やしたのに治らなかったものが治った。だから、どうしても受け取って欲しい」と頑固に引き下がらず、やむなく菅井院長は「では、孫のおやつ代にします」と言って受け取った。

その頃には自己評価で90パーセント近い治療率だったこともあって、その一件以来、有料にして「葉山整体院」という看板を掲げるようになった。それが2016年頃のことである。

キネシオロジーテストで頭痛の原因を潜在意識に探っていく

そんな菅井院長の治療は、実は患者さんからの電話を受けたときから始まっている。

電話を使った遠隔治療の場合はもちろん、リアルで対面して治療する場合も最初の電話のときから相手の波動の数値を感じ取り、その人の潜在意識から本人の健康情報、つまりどこがどの程度の不調なのかを感じ取ることができるのだ。そして、キネシオロジーテストを行い、相手の身体が抱えるストレスの原因を1個1個、骨格、内臓、筋肉、神経、リンパ、血管、脳、首、肩、背中、腰……と、その人の潜在意識に語りかけて原因を追及していく。

「痛みの出た場所＝原因の箇所ではありません。本人は分からないでしょうけれど、これらは本人の潜在意識が言っているわけですから、間違いのない原因なんです」

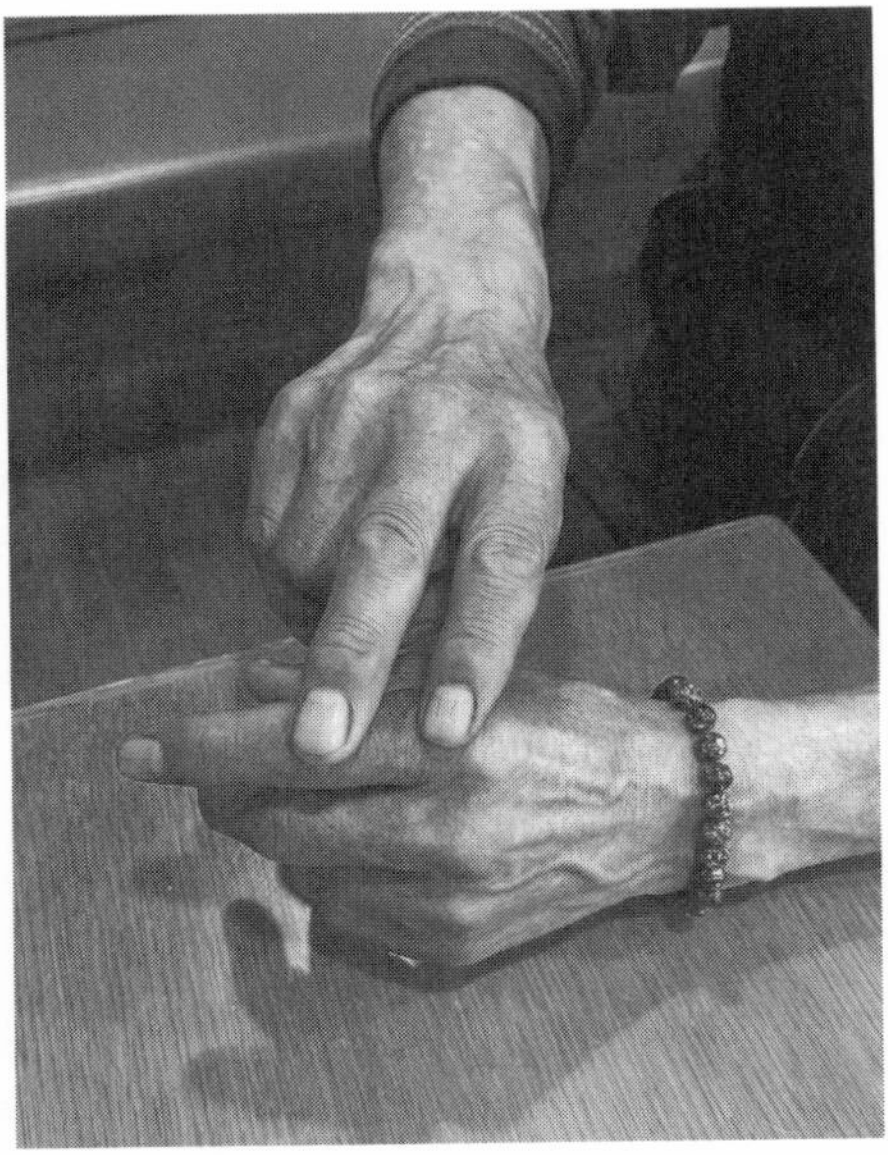

遠方の患者さんを脳内でイメージし、キネシオロジーテストで頭痛の原因を探る菅井院長。冒頭で筆者が見た手の動き

菅井院長がそう語るように、現在では波動もキネシオロジーも東洋医学も全てマスターしているため、直接会わずとも患者さんの原因究明は可能である。

当然、治療も菅井院長が頭の中で患者さんの痛みのツボを刺激したり、あるいは前述したカタツムリと低気圧のケースのように気象病のような場合は患者さんのストレスを打ち消すイメージを送ったりする。また、菅井院長の脳内で患者さんの体内の血管を広げて血流を良くするイメージを展開し、そのイメージを送るだけで完結するケースもある。

このように、患者さんに直接触らずとも治療できるのだから、もはやゴッドハンドどころではない。ただ、中には直接の刺激がないと満足できないと訴える患者さんもいるため、そういう患者さんには既に治療は終えていることはあえて伝えず、強めにマッサージしてあげて満足してもらうことも多々あるという。

一方で、人間の身体にさまざまな不調が起こる原因としては、前述したようにさまざまなストレスが原因と菅井院長は考えている。

そこで頭痛の治療法だが、頭痛を治したいという患者さんが現れたら、まず最初に、医師に診てもらうようアドバイスしている。脳梗塞や脳腫瘍、くも膜下出血などの可能性が否定できないからだ。そうした疑いが晴れて初めて、患者さんは菅井院長の治療を受ける。

慢性頭痛というと緊張型頭痛や片頭痛、あるいは群発頭痛が相当するが、菅井院長の場合はそういった区分けではなく、原因で頭痛の種類を区分けしている。

何より頭痛はさまざまなストレスが原因と菅井院長は考えており、その原因として挙げられるのは前述した気象病の他、携帯電話やテレビ、パソコンなどの電子機器が発する電磁波によって頭痛が起こる「電磁波障害」、それと近年知られるようになってきた「ジオパシックストレス（土地ストレス）」と言われる、断層など特定の土地が発する電磁波によって引き起こされる頭痛、幼少時に潜在意識に抱えたトラウマが何らかのきっかけで脳裏に蘇ったことで引き起こされる頭痛などがあり、最近は新型コロナウイルス後遺症と思われる頭痛もあるという。

電話越しの遠隔整体では治療のイメージを送る！

西洋医学的な分類で言えば片頭痛、緊張型頭痛、群発頭痛という症状であっても、潜在意識的には以上のような要因が原因になっていると菅井院長は分析している。

このように書くと「本当にそんなことがあるのか？」と疑いを持つ方もいるかもしれない。

だが、実際に以下のような患者さんがいたと書くと信じてもらえるに違いない。

あるとき、「頭が痛くて仕事にならないんです。何とかしてください」という女性の電話があった。もちろん、重い病気の可能性もあると説明する一方で、電話越しにキネシオロジーテストで女性の潜在意識にアプローチすると、電磁波障害の可能性があると判明した。

そこで、自宅でパソコンを使う仕事か聞くと、「そうです」という答えが返ってきた。さらに、部屋にＷｉ－Ｆｉのルーターがあるかどうか聞くと、「ある」と。さらに、電気の配電盤がどこにあるか聞くと、「部屋のすぐ外の廊下にある」と。パソコン周辺にテレビやプリンター、ビデオデッキがあるか聞くと、「ある」と。最後に、ベッドの真上のコンセントがタコ足配線になっていないか聞くと、「なっている」という答えがすぐに返ってきた。

この時点で頭痛の原因が電磁波障害に違いないと確信した菅井院長は、遠隔治療で適応する女性のツボを刺激した後で尋ねた。すると、「痛みが取れました」という答えが返ってきた。菅井院長は、今後は別の部屋で仕事をするよう伝え、同時に、タコ足配線のコンセントから離れた場所で寝るようアドバイスした。翌日、確認の電話を入れると、女性から「昨日は久しぶりに眠れました。ありがとうございます」という言葉が返ってきたのである。

また、朝の7時に「妻が頭痛で起き上がれないから治して欲しい。今から連れていきます」という電話があった。近隣の整体院は営業時間前だし、救急車を呼ぼうとしたら、頭痛では出ないと言われたそうだ。起き上がれない奥さんを旦那さんが連れてくるのは大変だし、車で1時間以上かかることから、菅井院長は電話越しに治療するので奥さんを出して欲しいと告げた。そして菅井院長が奥さんの体調と治療歴を調べると、かなり年季の入った不調で、筋肉を100パーセント治すのには時間がかかることが判明する。電話越しに適切なツボを刺激するイメージを送り、おそらく治すには夜中の1時か2時まで時間がかかるだろうと伝えて電話を切った。

するど翌日のやはり朝7時頃に、ご主人から電話がかかってきた。

「朝起きたら女房が元気で台所に立ってるんです。ありがとうございました！」

波動、キネシオロジー、電磁波、ジオパシックストレス、チャクラ……その存在には今一つ疑問符が付くような言葉だが、筆者の体験も含め、実際にそういう効果があると聞かされると驚くしかないし、現実に助かった患者さんにとっては福音であったろう。

「困っている人を施術することで、みんな健康で笑顔になって欲しいですね。私もせっかく親からもらった命ですし、ある程度集積した技術を持っているわけですから、それを使って頭痛や身体の不調に悩むたくさんの人の役に立ちたいと考えています」と、菅井院長は謙遜する。

現在、菅井院長の技術を学びたいという方が数名、弟子としてリモートで学んでいるという。菅井院長の神ワザが途切れることなく後世に引き継がれていくことを望むばかりである。

（取材・文／萩原）

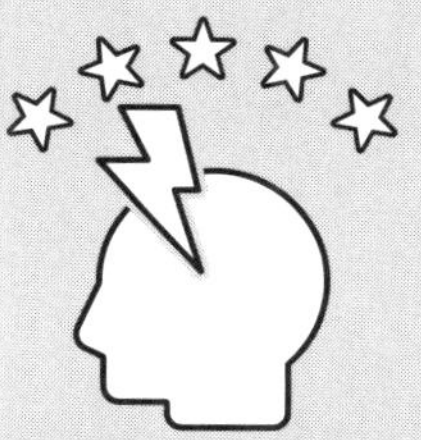

――― 慢性頭痛を改善に導く神ワザ治療院10選 ―――

髙嶋晃資代表

ひかりＬ＆Ａ／泉尾ひかり鍼灸整骨院

（大阪府大阪市）

治療のポイントは「場所・タイミング・経過」
ヘッドセラピーで付随症状も解消させる！

患者さんが持っている健康の常識を覆す治療を

大阪府大阪市西区、オリックス・バファローズの本拠地、京セラドーム大阪の最寄り駅の一つでもある大阪メトロ中央線と阪神なんば線が交差する九条駅。そのすぐ近くにアーケードに覆われた昔ながらの活気あふれる商店街「ナインモール九条」がある。

「がんばれ！　オリックス・バファローズ！」と書かれた垂れ幕を見上げながら、雑貨屋や焼き肉店、美容院などが建ち並び、人通りの絶えない商店街を少し歩くと、目に優しいグリーンの看板が目立つ『はばたき鍼灸整骨院』が見えてくる。若いスタッフの活気あふれる声に引かれて入ると、スキンヘッドに白縁メガネで精悍な顔つきの髙嶋晃《たかしまこう》資《じ》代表が出迎えてくれた。

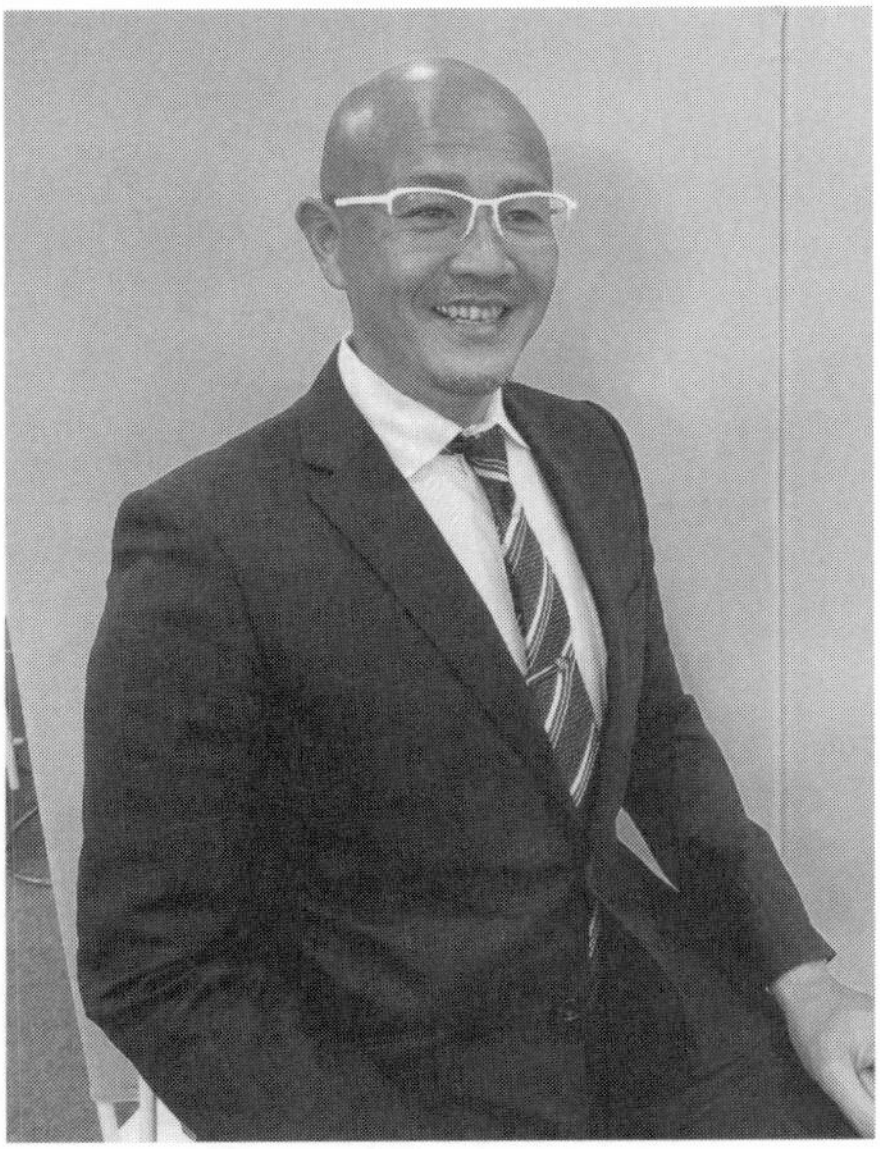

日本少年野球連盟の専属トレーナーもしているという精悍な顔付きの髙嶋晃資代表

　髙嶋代表はこのはばたき鍼灸整骨院の他にも、『泉尾ひかり鍼灸整骨院』（大阪市大正区）、『九条ひかり整骨院』（大阪市西区）などを展開しており、それらを統括し、柔道整復師や鍼灸整体師の育成も手掛けるアカデミーを運営する『ひかりL&A』の代表でもある。

「私は常に、患者さんの人生を変えるつもりでやっています。その方が、この年だからこれで十分だろうと思っている部分を、プロである私たちが、〝いや、この人だったらもっと動ける〟と、治療だけでなくトレーニングも含めて提案しています。ですから、90代で自転車に乗れるようになった方もいますよ。患者さんが持っている健康の常識を覆せたらいいですね」

そんな熱い意志を持った髙嶋代表は、１９７４年に大阪一の繁華街と言っていい道頓堀に生まれた。その後、父親の仕事の関係で大阪府内で引っ越しを繰り返し、大阪教育大学附属高校に入学する。偏差値70超えで、ＯＢにはｉＰＳ細胞で有名な京都大学の山中伸弥教授らも名を連ねるという大阪屈指の進学校だ。

だが、入学後に髙嶋代表が打ち込んだのは柔道だった。進学校ゆえ柔道部と言っても顧問がいるだけで指導者はおらず、自分たちで図書館に通って筋肉の仕組みから勉強し、トレーニング方法も独自に編み出した。その結果、大阪市の大会でベスト3に入ったこともある。

目に見えない東洋医学の理論を実践で理解してもらう

そして、高校3年生で将来の進路を考えた時、運命の出会いが訪れる。

大学への進学に傾きかけていたある日、親戚の食事会で一人の治療師と出会い、彼の話に魅了される。それが後の（最初の）師匠の楯川徳和《たてかわのりかず》先生で、卒業後、大阪にある楯川先生の治療院に丁稚奉公で働き始める。朝7時から昼の12時まで仕事をして、午後1時から9時まで明治東洋医学院に学んで柔道整復師と鍼灸師の資格を取得した。

高校の柔道部時代もそうだが、髙嶋代表の知識吸収への意欲は筋金入りのようで、専門学校の図書館にある本はほぼ全部読んだという。それだけではない、興味のある本は全ページをコピーして、家に図書館並みの本棚を作ってしまったというから驚くしかない。

そうやって知識を吸収しつつ、楯川先生の下で柔道整復術を間近に見て学んでいった。その後、弟子を取らないことで有名だった明治東洋医学院の副校長でもある田中博《たなかひろし》先生に頼み込んで弟子にしてもらい、鍼灸の極意を学んだ。田中先生は二人目の師匠である。

だが、脳内に図書館並みの知識を有する髙嶋代表は、目に見えない東洋医学の理論と効果の関係性に悩んだという。楯川先生時代は、東洋医学の柔整の手技で本当に身体が良くなるのか知りたいと思い、あえて5キロのダンベルを200回上下させてむりやり肉離れを起こした。

そして、ダンベルの件は秘密にして楯川先生に肉離れの治療をしてもらったところ、わずか数日で肉離れは完治した。東洋医学の効果を自分の身体で証明してみせたのである。

同様に、鍼が身体にもたらす効果にも疑問を持ったことがある。

「注射の針だったら中に薬が入ってるので納得できますよね。ところが、鍼灸の鍼はただの金属の棒ですし、シャープペンシルの芯とどこが違うのか？　ましてや鍼先がどこに当たっているか見えませんから、頭で理解できなかったんです。理屈っぽい生意気な若者でしたね」

髙嶋代表は当時をそう振り返って苦笑する。

それでも、現実に手が90度までしか上がらなかった患者さんが、1回鍼を打つだけで上まで上がるようになる姿を何度も目にしたり、解剖学的実習で、カエルに鍼を打つと筋肉が柔らかくなったりするなど再現性の確かな結果を目にするうち、鍼の効果に自信を持つ。

「東洋医学というのは数値化できない空想の医学で、それに対して現代医学は全部、目に見える医学です。しかし、数値化できなくても効果が出ているのは事実で、例えば経絡にしてもほとんど神経と似ていますから、現代医学的にアレンジをして患者さんに説明しています」

そうした修業時代のある日、髙嶋代表は楯川先生の代わりに往診に出向く。豪邸に住む患者のAさんは、脳梗塞を患って半身不随の高齢男性だった。楯川先生でないのが気に入らないAさんは、「帰れ！」と一喝。だからと言って帰れるはずはなく、治療させてもらった。

その後もAさん宅に何度も往診するが、終始、無言だった。それでも髙嶋代表が熱心に治療すると、1か月ほどで歩ける気配が見え始め、約3か月でしっかり歩けるようになった。そして、「次回からは通院できます」とAさんに伝えところ、こんな言葉が返ってきた。

「悪かった。あんたで良かったと本当に思ってる。申し訳なかった」

その翌日、歩いて治療院に来たAさんを楯川先生が診ようとすると、「いや、あの子がいい。あの子にやってもらいたい」と、髙嶋代表を指名したのだ。

「この仕事を選んで良かったと思った瞬間でしたね」と髙嶋代表は述懐する。

こうして、二人の師匠からそれぞれ柔道整復と鍼灸の神ワザ的技術を体得した髙嶋代表は、2000年に大阪市大正区に初めて鍼灸整骨院を開いた。

開業早々、大人気の治療院になったそうで、朝7時から夜10時までほとんど休みなく、一日に200人以上の患者さんを診たそうだ。院を開ける前から患者さんが並ぶようになり、長い行列で周囲に迷惑をかけないために整理券を配ったこともある。その後、スタッフを雇うようになり、コロナ禍もあって患者さんが密にならないよう配慮して治療院の数を増やし、現在では三つの院と「ひかりL&A」を開設したのは冒頭に書いた通りだ。

情報ツールの発達で高校生、中学生へと頭痛は低年齢化している

知識欲旺盛で事業家でもある髙嶋代表は、これまで柔道整復と鍼灸の東洋医学を手始めに、カイロプラクティックやさまざまなトレーニング法を新旧織り交ぜてひと通り学んできた。その結果、たとえジャンルは違っても、その治療法には一定の法則があることを体得する。それは、痛みの部位は違っていても、アプローチする場所は似ているということだ。

ただし、仮に同じ症状だからと言って同じ治療はしない。たとえば、同じ五十肩でも最近では上は80代から下は20代まで似た症状の人が多い。当然、骨の強さも違えば可動域も違う。痛みを取るという目的は同じでも方法は千差万別で、やり方は患者さんの数だけある。さらに言えば、人間の身体の状態は日々違うので、昨日

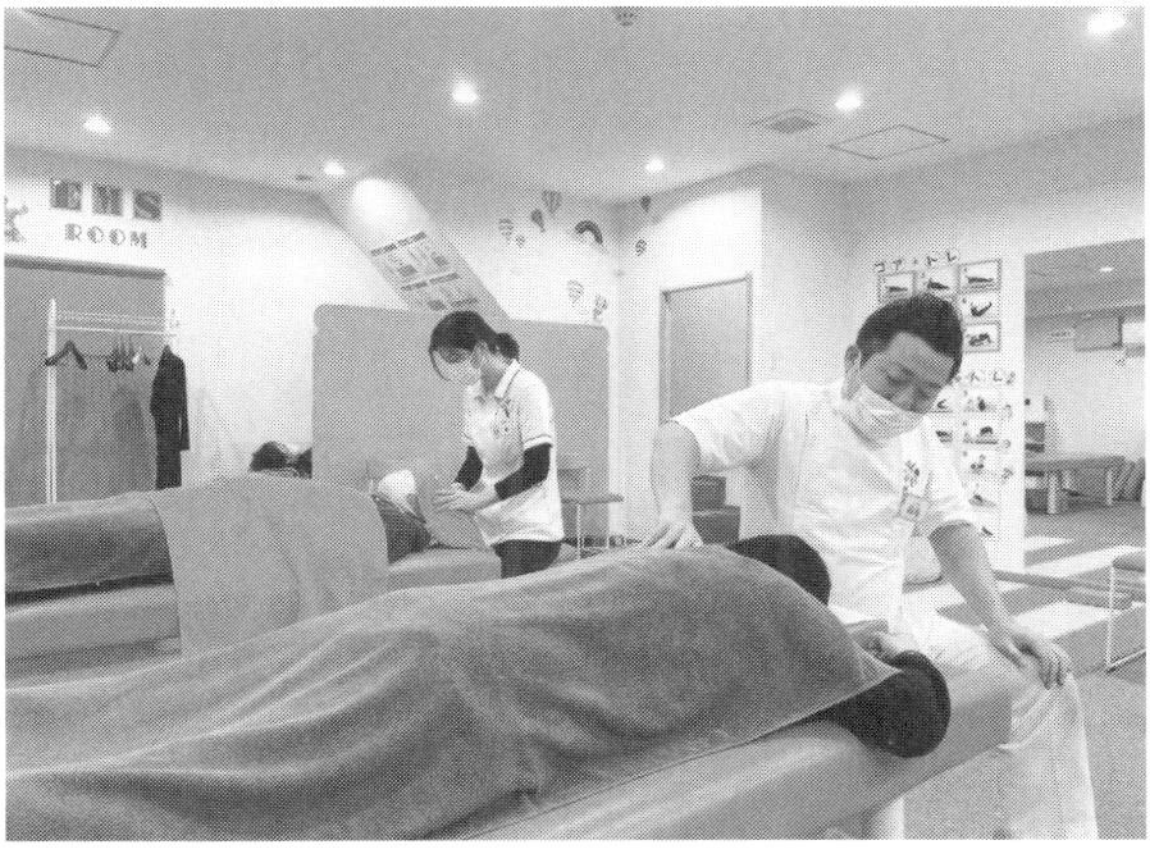

近隣住民の健康のために、髙嶋代表の弟子たちが日夜頑張っている

と同じ治療は絶対しないという。

頭痛に関して言えば低年齢化しており、最近では頭が痛くて学校に行けないという中学生や高校生も多いという。「この10年ですごく増えてます。現代社会は情報量が圧倒的に多いですし、あらゆる情報がＬＩＮＥなどＳＮＳで大量に入って来ます。多感な時期ですからそうした情報で自律神経が乱れてしまい、頭痛に繋がりやすいんです」と髙嶋代表は分析する。

治療の進め方としては、頭痛に限らず髙嶋代表が経営する治療院にやって来た患者さんには、まず5分~10分程度の問診を徹底的に行う。その間に患者さんの身体を分析し、患者さんが訴える自覚症状と、自分たちによる他覚所見を基に治療プログラムを作っていくという。

そこでいよいよ頭痛の治療だが、ポイントになってくるのは、①場所、②タイミング、③経過の三つで、最初にやるのは頭痛の種類を判別することである。

頭痛には大きく分けて片頭痛、緊張型頭痛、群発頭痛の三つがあり、一般的に片頭痛と緊張型頭痛は慢性頭痛と分類されている。この二つの境目は難しく、患者さん自身も分かっていないことが多い。そのため、自分は片頭痛だと患者さんが訴えても、問診で患者さんの痛みがどこにあるのか具体的に確認する必要がある。それが、ポイント①の痛みの場所である。

髙嶋代表によると、側頭部と頭頂部なら片頭痛で、後頭部なら緊張型頭痛だという。そして、片頭痛か緊張型頭痛かが判明したら、次に、頭痛が起こる②タイミングを確かめる。

朝一番から痛いのか、仕事していると痛くなるのか、それとも全く統一性がないのか……などである。そして、最後にポイントとなるのが、③の経過である。例えば、1週間前、2週間前は週に3回ぐらい痛かったけど、今は週に1回程度だという方もいれば、今も一日中ずっと痛いという方もいて、そういった痛みのタイミングと経過を知ることは重要である。

こうして、頭痛の種類と痛みの場所や痛くなるタイミングと経過をはっきりさせた後に治療が始まるわけだが、まずは頭痛が起こる原因を明確にする。

「片頭痛の原因で一番多いのは猫背ですね。猫背になると必ず首の後ろの頸椎まわりが圧迫されます。そうすると耳の後ろの神経が阻害されて頭痛が起きやすくなります。次に多いのが睡眠不足です。睡眠時間だけでなく、睡眠の質が良くないと必ず血液の循環が悪くなりますから頭痛が起きます」と、髙嶋代表は警鐘を鳴らす。

ヘッドセラピーで頭蓋骨にできたむくみを解消させる！

頭痛の原因が判明して、仮に猫背が原因だと分かったら、整体で骨格の矯正治療を行う。骨格というのは現代医学の中の基本であり、土台なので、まずは骨格を整えた後、それに合わせて筋肉を緩めていく。その一方で、髙嶋代表は患者さんの頭部を両手の指でマッサージするよ

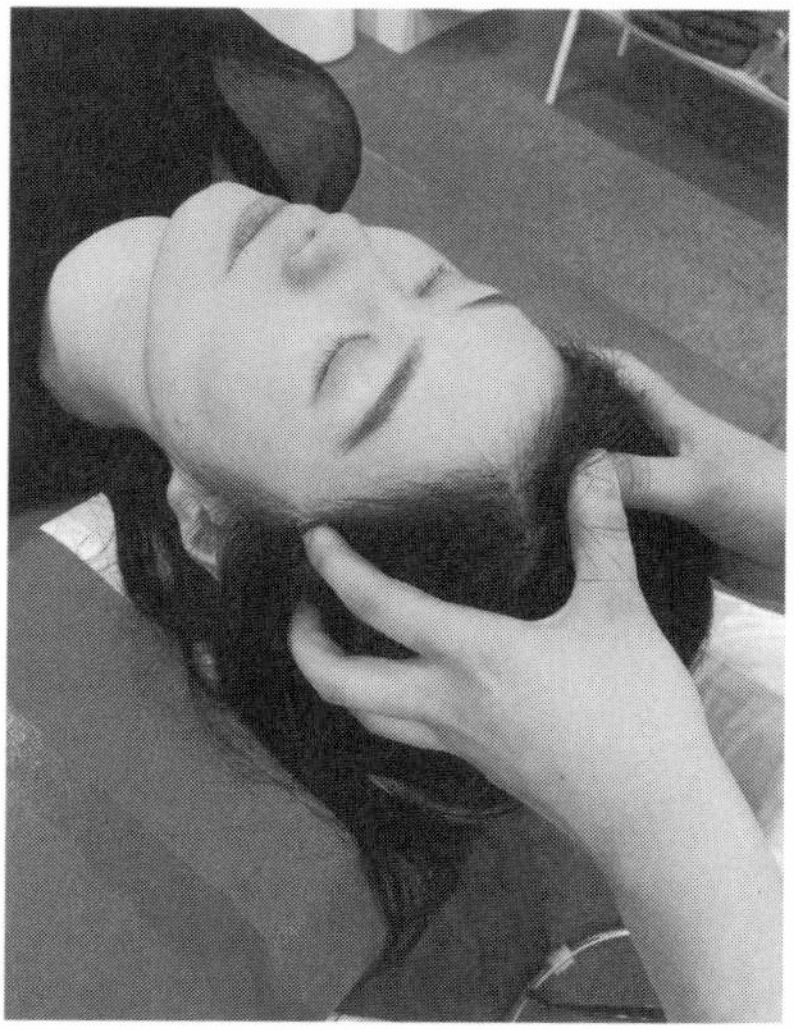

髙嶋代表の代表的な治療法がヘッドセラピー、頭蓋骨の周囲にできたむくみを解消する

うにして自律神経を整える「ヘッドセラピー」を20分ほど行っている。

　このヘッドセラピーは髙嶋代表の神ワザともいえる特徴的な治療法だ。

「頭を触るだけで患者さんの体調が分かります。体調が良くない方、頭痛がしている方は頭のどこかにむくみのようなものがあります。触るとぶよん、ぶよんと凹む感じで、中には1センチ近くむくんでる人もいます。そこに溜まっているものをしっかり流していくんです」

　むくみと言われても一般の人が触ってもよく分からないが、たいてい頭蓋骨の吻合《ふんごう》部分にあるそうで、そこに溜まった代謝物が流れないことで頭痛を引き起こす。それを髙嶋代表は周囲の筋肉から徐々に緩めていって、むくみを溶かす感じで施術していく。1か所だけでなく何カ所もある人もいるそうで、中には激痛を感じるむくみもあるという。

　同時に、「頭穴《とうけつ》」と呼ばれる頭のツボを刺激して自律神経を整える。この頭穴、必ずしも決まった場所ではなく、その日によって違ってくるので、それを探す必要がある。

適応疾患	症状
頭痛	緊張性頭痛・片（偏）頭痛・後頭部痛など
後頭神経痛	後頭部皮膚のピリピリ感、ピリッと走る電気
不眠症	入眠困難・途中覚醒・早期覚醒など
眼精疲労	目の奥の痛み・瞼重感・目のカスミ
めまい・耳鳴り	めまい感・メニエール・耳鳴りなど
突発性難聴	突発的な難聴（発症後１～２週間以内）
更年期障害	頭痛・肩こり・身体の倦怠感・だるさ
自律神経失調症	不眠・めまい感・など
首や肩の疲れ	慢性的な肩や首のだるさ・痛み
その他疲れ（ストレス）	ストレスからくる頭痛・身体の倦怠感など

さまざまな症状に効果があるヘッドセラピー。頭や目がすっきりする他、身体全体の緊張が取れてリラックスできるし、首や肩の疲れが取れやすくなる

「自律神経の鈍いところと過敏なところを調節していきます。このヘッドセラピーをやると、まず第一に目がすごく軽くなって開けやすくなりますし、はっきり見えるようになります」

もちろん頭痛も治っているのだが、頭痛が他の症状と比べて厄介なのは、必ずしも来院時に痛みがあるわけではないということ。その点でも①場所、②タイミング、③経過を患者さん自身に記憶していてもらうのは重要で、いつも朝痛くなる人であれば、「明日の朝、必ず確認してください。それがあなたの目安になりますから」と、患者さんに話しているという。

そして、患者さん一人ひとりの違った症状に沿って、ヘッドセラピー、整体、鍼灸の組み合わせを微妙に変えて、最善の結果が得られるよう治療していく。

もう一つ、頭痛で特徴的なのは頭の痛み以外の随伴症状があることが多いという点だ。極端に言えば、頭痛の悩みだけという患者さんは少なく、めまいや耳鳴り、吐き気、眼精疲労、あ

るいは肩や首のこりを主張する患者さんが多い。その点で、整体と自律神経系の治療を組み合わせて頭痛以外の付随症状も治していく。たとえば、めまいであれば頸椎の2番にズレがあることが多いため、そのズレを整える。耳鳴りの場合であれば、耳の後ろの神経の過敏になっている筋肉をほぐすし、時には鍼を打ったりして合わせ技で頭痛と耳鳴りを治療していく。

後頭部が痛くなる緊張型頭痛の原因は腰（背骨）にある！

次に緊張型頭痛だが、まず整体での治療に関しては、一概に後頭部の痛みといっても、厳密に言えば右と左に分かれると髙嶋代表は指摘する。

そして、緊張型頭痛の原因はほとんどが腰にあるというのだ。

「簡単に言えば、腰が左にずれてると後頭部の左が痛くなりますし、その逆もあります。腰がずれているとむくんでいますから、腰のむくみを解消することで、ほぼ頭痛が消えます」

片頭痛は猫背と関係していると言われると、場所が近いせいかすぐに納得できる。だが、腰を整えると頭痛が消えると言われても場所が離れているために疑問符が浮かんでしまう。

「腰のむくみというと筋肉を想像されるかもしれませんけれど、ポイントになるのは背骨ですね。背骨って普通は外から見えるでしょう。お相撲さんだって身体は大きいですけれど、背中の真ん中のラインは見えています。ところが、背骨が見えない人がいて、それはむくみなんです。普通は背骨を触るとコツコツしてますが、そうではなくて、ぶよぶよしてるんです」

髙嶋代表によると、中に神経が通っている背骨が曲がってその上に不純物が溜まっているので、その曲がりを元に戻すことで不純物が流れるようにしてあげると、背中全体の動きが良くなって緊張する必要がなくなり、その結果、頭痛も解消する仕組みだという。

必要であればヘッドセラピーも行うそうで、片頭痛より治療は難しくないそうだが、緊張型頭痛で厄介なのは原因が腰にあることでもある。やはり、どうしても腰は痛めやすいため、しっかり治さないと再発する可能性が高く、治療期間が長くなることもあるという。

以上のようなよく知られている頭痛の他に、髙嶋代表は最近多くなったという新しい症状を教えてくれた。

それは、頭の周囲に輪っかで締められるような痛みが出るというもの。髙嶋代表が「孫悟空みたいですか?」と聞くと、患者さんは「はい」と納得するそうだ。ちょうど、「西遊記」で三蔵法師が呪文を唱えると、孫悟空の頭につけた金色のリングが縮んで頭をギリギリと締め付けるのに似ていて、頭痛の悩みを訴える患者さんの100人中5人ぐらいいるという。

10年前と比べると増えているそうだが、この頭痛の原因はストレスとのこと。ストレスによって背中の肩甲骨の間が硬くなることで神経を圧迫して、独特の痛みが起こるという。治療法としては、整体で背中の肩甲骨の間を調整し、時には鍼灸の出番もあるという。

最後に、頭痛に関して髙嶋代表には忘れられない思い出があるという——。

開業して3年目の頃、頭痛を訴えてやって来た高齢の男性がいた。歩き方や喋り方、目の動きなどを見て、すぐに脳梗塞の可能性を疑った髙嶋代表は、病院に行ってくださいと強く訴えた。すると、その人は「分かった。病院に行く」と言って帰っていった。

後ろ姿を見て一抹の不安を覚えた髙嶋代表だったが、二日後、その人が倒れて亡くなったことを知った。聞くところによると、結局、病院には行かなかったそうだ。ショックを受けた髙嶋代表は、あの時、家族に連絡して無理にでも病院に連れていけばよかったと後悔した。

「頭痛の裏に重大な病気が控えていることを決して忘れてはいけません。ですから、頭痛であっても、常に最悪のケースを想定して診断しています」

そう言って髙嶋代表は念を押す。たかが頭痛と侮っていると、その裏に脳梗塞や脳卒中が隠れているケースが稀にある。当然、それらは発見が早ければ早いほど治る可能性は高い。

「現代医療ですと、脳梗塞（脳卒中）でもカテーテル治療で一日で帰ってこられます。皆さん『良かったぁ。入院せんで治って！』と言って、必ず笑顔で挨拶に来られますね」

地域の人々の健康寿命を少しでも延ばし、一人でも多くの人を笑顔にする——そんな髙嶋代表とスタッフたちの挑戦はこれからも続いていく。

（取材・文／萩原）

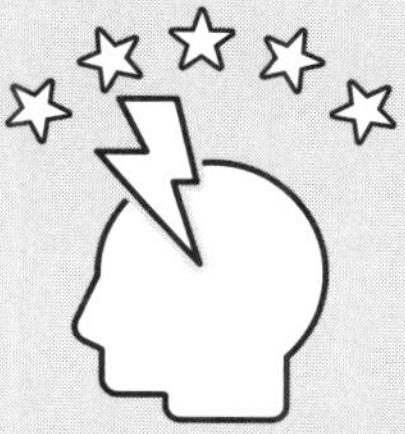

―― 慢性頭痛を改善に導く神ワザ治療院10選 ――

藤野大輔院長

ふじの整骨鍼灸院

（埼玉県上尾市）

９年間の修業で身につけた知識と独自の鍼灸技術
多角的な視点で悩める患者さんと向き合う

腰のヘルニアと診断され杖をついて歩くまで悪化

ＪＲ高崎線の上尾駅からバスで約８分。市民体育館前バス停から徒歩１分ほどの上尾市民体育館の正面入口と、通りを挟んで真向かいに立つ『ふじの整骨鍼灸院』。先進技術を組み合わせた鍼灸で慢性痛や自律神経の不調改善を専門とする整骨鍼灸院だ。

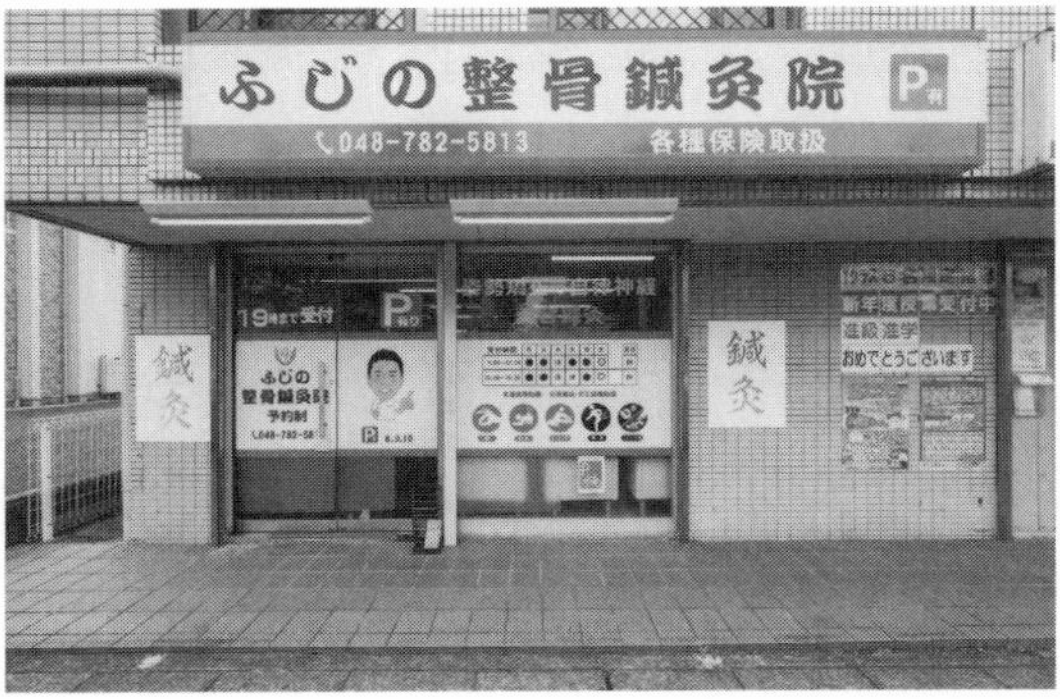

通称〈クリニック通り〉の上尾市民体育館の真向かいに立つ『ふじの整骨鍼灸院』

急性から慢性まで幅広い症状に対応できるよう複数の治療器を導入（ES-5000、EU-910、セラピア5000、ポラリスカイネ、オームパルサー、パルスジェネレーター、高精度体成分分析装置・InBody370S、自律神経測定器・Smart Pulse）。状態に合わせて治療機器を使い分けることで、治療効果を高め、患者さんのつらい状態を改善し、長引く慢性痛の治療にあたる。

同院に訪れる患者さんの中には、整形外科やほかの治療院で改善が見られずに途方に暮れた人が多く、特に重篤な患者さんが、いわば〈最後の砦〉として来院

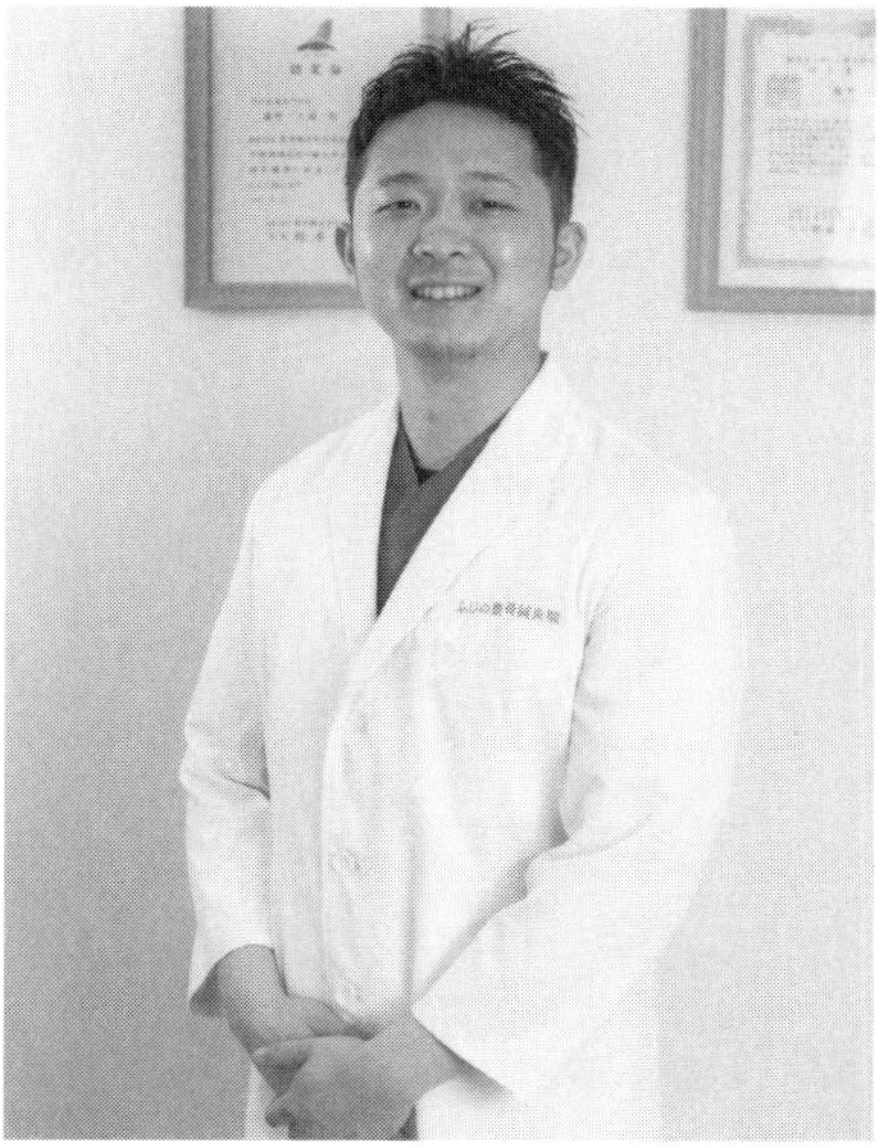

知識と豊富な臨床経験で一人ひとりの悩みに合わせた治療を行う藤野大輔院長

するという。

「そんな患者さんの気持ちがよくわかる」と語る同院の藤野《ふじの》大輔《だいすけ》院長は、物腰柔らかな落ち着いた印象の人物だが、自身も10代で腰のヘルニアと診断され、2年間の闘病を続けた。当時は杖がなければ歩けない状態まで悪化していたという。

「実は、腰の痛みは小学生の頃から出ていたのですが症状の悪化や軽減を繰り返し、17歳頃になって症状が強くなりました。当時は体育の授業も受けられず、見学するほどです。部活でバスケットをしていたのですが、身体のケアはまったくしていないこともあり、徐々に悪化していったのでしょう。少し症状が和らいだと思って身体を動かすと、後日、必ず痛みが出る、この繰り返しでした。部活ももちろんできず、週に3日はリハビリに励み、痛みを止めるブロック注射をするなど、病院巡りの日々です」

その状態が1年ほど続いた頃、医師から、

「この程度のヘルニアだったら、そんなに痛いはずがない」と告げられ、手術をするかどうかを迫られた。しかし、当時のヘルニアの手術は切開が一般的で、リスクを伴うだけでなく、再発率も高いことを知人の医療関係者より知った。できれば手術は回避したいという思いが強かったが、身体の痛みは続いているという状態だ。さらに症状が悪化してからの1年ほど痛み止めの薬を服用していたが、それによる副作用にも悩まされる。毎日のように頭が痛む状態だったため、当時は脳腫瘍も疑い、大きな病院でMRIも3回撮影したという。時期を同じくして食欲不振、睡眠障害や全身の倦怠感などが続き、自律神経の乱れによる不調も引き起こされていく。

「そんなとき出会ったのが鍼灸です」と藤野院長。当時は鍼灸に関する知識や情報を知らなかったため、最後に東洋医学を受けてみようと思い、週に1回、半年ぐらい通ったところ、痺れと痛みがなくなったという。鍼灸院の院長先生からは、「再発しないように身体を動かしなさい」との助言を受け、身体の柔軟性や筋肉の働きをよくするために、体幹トレーニングやストレッチ、筋力トレーニングを行った。この頃から院長自身でも独学で勉強を始め、接骨院などにも通ったという。その後、ヘルニアと診断された部位の画像を再度撮影したところ、椎間板の突出部分に変化はなかった。一般的に整形外科では、画像を撮り椎間板が突出していればヘルニアと診断されることもあり、それが痛みの原因と説明される。医師からは、

「画像上の変化はないけど、痛みがなくなったのであればよかったね」とだけ言われたという。後から分かったことだが、藤野院長の腰痛の原因はヘルニアではなく、関節の動きが悪くなることが主な原因とされる椎間関節性腰痛だったのだ。鍼灸で何年も病院巡りをして改善しなかった症状がなくなり、何もしなければ再発するとの助言を受け、さまざまなセルフケアやトレーニングをしたことで再発を防げた。今では腰痛や足の痺れなどはない。この経験から藤野院長は〈身体とは何なのか〉と深く考えるようになる。そこから、大学の社会福祉学科で学び、東京医学柔整専門学校で柔道整復師の資格を得るという4年間のダブルスクールが始まる。これが、藤野院長の治療家として歩む道の最初の一歩でもあった。

教員養成科でさらに研鑽を積み、さまざまな視点からの見立てを学ぶ

大学と専門学校を無事卒業し、国家試験にも合格。続けて呉竹医療専門学校の夜間部で3年間学び、鍼灸の国家資格を取得した藤野院長だったが、

「このまま卒業して患者さんをしっかり治せるだろうか……」という思いが強かったと語る。

「卒業後に整形外科に勤めたこともありましたが、面接の際に『学校で学んだことと現場で行うことは違うこともたくさんあるよ。一から学ぶ気持ちで働きなさい』と言われました。そこ

では、半年間、整形外科の疾患で悩んでいる患者さんの症例を見ながら仕事の内容を覚え、その後、柔道整復師の資格を保有していたのでリハビリやテーピング、整復などに携わりました。言われた通り、学校での勉強に3年間費やしましたが、現場はまったくの別ものだと身を持って体験し現在の治療に活かせています」と振り返る。その後、藤野院長が選んだのが東京医療専門学校の鍼灸あんまマッサージ教員養成科で、さらに2年に渡る研鑽を積むことだった。教員養成科を教師になるための勉強をするところとイメージする向きもあるが、卒業後は臨床勤務や独立開業をする生徒の割合が多いのだという。また、教員養成科がある学校は当時、東京に2校のみで、定員も25名ほどしか募集していなかった。

教員養成科では学校に併設された附属施術所に訪れる患者さんを実際に治療するなど座学では得られない知識と技術が身に付くのが魅力だ。当時は常勤の教員のほか、第一線で治療にあたる実際に開業をしている整骨院や鍼灸院の治療家はもちろんだが、東大病院やJR総合病院の医師、またER（救急外来）の医師から学べる場となっていた。東洋医学と現代医学の双方の視点で、担当している患者さんに対してチームカンファレンスで治療にあたった経験は、とても勉強になったと藤野院長。さまざまな視点から患者さんの症状を捉える、いわゆる〈見立て〉の知識は現在の藤野院長の治療に活きている。また、「医師の先生からは、レッドフラッグを見逃さない、つまり見逃してはいけない疾患を示唆する兆候や症状、これが診られるようになってほしいと言われました。この言葉は今でも胸に刻んでいます」

頭痛と倦怠感を主訴としていた30代女性の患者さんが来院した際には、「脳のＭＲＩを撮った方がいい」と助言したこともある藤野院長。その結果、その患者さんは後天性か先天性かは不明だが、脳外科手術が必要なケースもある「くも膜嚢胞」と判明した。

「現代医学、東洋医学の考えである中医学・経絡などさまざまな視点からの見立てができれば、重篤な病気の発見や、患者さん自身が治療方法を選べることにもつながります。この点は治療家として今後も大切にしたいことです」

２年間の教員養成科を卒業後、大きな整骨鍼灸院に勤務したのち、２０１８年、28歳で現在の『ふじの整骨鍼灸院』を開業。計９年間に及ぶ修業期間を経て身につけた知識と独自の鍼灸技術を駆使し、多くの患者さんの悩みに真摯に向き合っている。

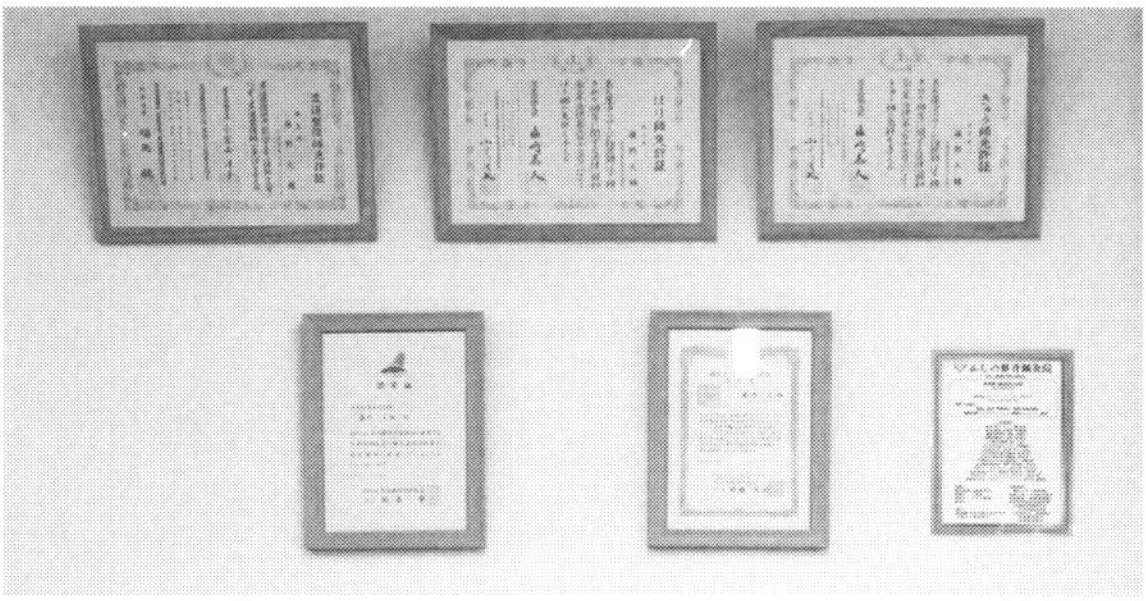

鍼灸マッサージ教員、鍼灸師、柔道整復師など国家資格を含めた９つの資格を保有

筋肉の過緊張を緩め、自律神経の乱れを整える治療で頭痛を改善

同院には慢性頭痛を訴える患者さんの年齢層は40代以降で、特に50代、60代の女性が多い。症状はさまざまで、何らかの不調に加えて頭痛を訴える患者さんがほとんどだが、もちろん頭痛を主訴とする患者さんもいる。その場合、服薬をしていたり、気候が悪いと頭痛が起こるケースが多いという。藤野院長によると、来院される患者さんの頭痛のパターンとして主に挙げられるのが次の三つだ。

一つ目が、緊張型の頭痛。頭部、首、肩、上肢、肘まわりの筋肉が緊張していることで局所の血液循環の低下により引き起こされ、頭の両脇やおでこの締めつけ感や、圧迫感による痛みのするもの。二つ目が閃輝暗点《せんきあんてん》など前駆症状のある片頭痛、また前駆症状がない片頭痛で、頭の片側が痛み、拍動性の痛みを訴える。光や音に過敏になる場合もあり、日常生活に支障が出るもの。また、片頭痛と似ているが、天候や精神的ストレスなど自律神経の乱れが根底にあるもの。片頭痛、自律神経の乱れによる頭痛の鑑別には、自律神経症状を診る専用の測定装置を使用するという。そして、三つ目が、これらのタイプが混合しているものだ。

「例えば、緊張型の頭痛は、朝は特に痛みはなく夕方から症状が出るケースが多くなります。特に夕方以降に疲労が出やすいことが関係しています。締め付けられるような片頭痛の場合も

調べてみると緊張型のことが多いと思います。一方、朝から痛みを感じたり、痛みのタイミングが不定期という場合は、レッドフラッグや片頭痛、または自律神経の乱れを疑います。自身で判断する指標として、身体を動かすと症状が落ち着くのは緊張型の頭痛で、安静にすると楽になる場合は片頭痛です」

ここで、同院での慢性頭痛への治療アプローチなどを藤野院長に簡単に教えてもらった。緊張型の頭痛においては、首まわり、肩まわり、背中、腰、上肢付近を中心に、それぞれの患者さんの筋肉のつき方や可動域を見極め、治療器と鍼灸、手技を三つセットで行うという。

ここで見逃されがちなのが上腕や前腕、つまり上肢の状態だという。また、いわゆる猫背の上位交差性症候群も原因のひとつ。頭や肩が前に出てしまい、背中が丸まっている姿勢になり、デスクワークや前傾姿勢の作業が続くことで引き起こされる。肩の上の筋肉が過緊張になり、背中の筋肉は動きが悪い状態のため、これらの筋肉の働きを正常に近づける施術が行われる。背中の下半分を覆う広背筋は、面積としては人間の身体で最も大きく、背骨や骨盤から上肢にかけて付着している。このため、先に述べたように腕まわりの筋肉へのアプローチも重要になるのだという。

「一日中パソコン作業を続けている患者さんには、隙間時間にでも上腕部にある力こぶの真ん中あたり、ひじの関節から指5本分上にある侠白《きょうはく》のツボを揉むことをおすすめしています」

一方の自律神経の乱れが根底にある頭痛の場合、ストレスなどにより交感神経が高まっている患者さんが多い。このため、副交感神経を高めることが重要だ。

「治療後にお風呂に入ったような感覚、だるさや眠気が出るというのは、副交感神経が高まった証拠です。交感神経と副交感神経のうち片方が上がるともう一方も上がっていくため、体質も改善されます」と藤野院長。交感神経が高すぎる人は、常に仕事のことや先のことを考えたり、旅行をする際にもスケジュールをしっかり立てるような人が多い傾向がある。

「そういう人は、スマホの電源を落とし、ひとりで何も考えない、何もしない、ぼーっとする時間を1時間作ってください」とアドバイスする。また、山や海など自然を見ているだけでもいいという。自律神経のバランスが乱れてくると、メンタル面はもちろん、胃腸をはじめとするさまざまな不調が引き起こされる。その中でも頭痛に悩まされる傾向は非常に強い。さらに、交感神経が高い状態が継続されてしまうと、呼吸が浅くなり血液の流れが悪くなっていく。これにより筋肉内部に発痛物質などが蓄積され全身状態も悪くなり、緊張型の頭痛へと移行するケースもあるという。基本的なことだが、食事、睡眠、適度な運動、そして日光を浴びることなどを心がけることは、自律神経の乱れを正すためには不可欠だと藤野院長。

自律神経の乱れが根底にある頭痛の治療は、鍼灸がメインとなる。首周辺や骨盤、手や足などの末端のツボが非常に効果的だという。そのほか、

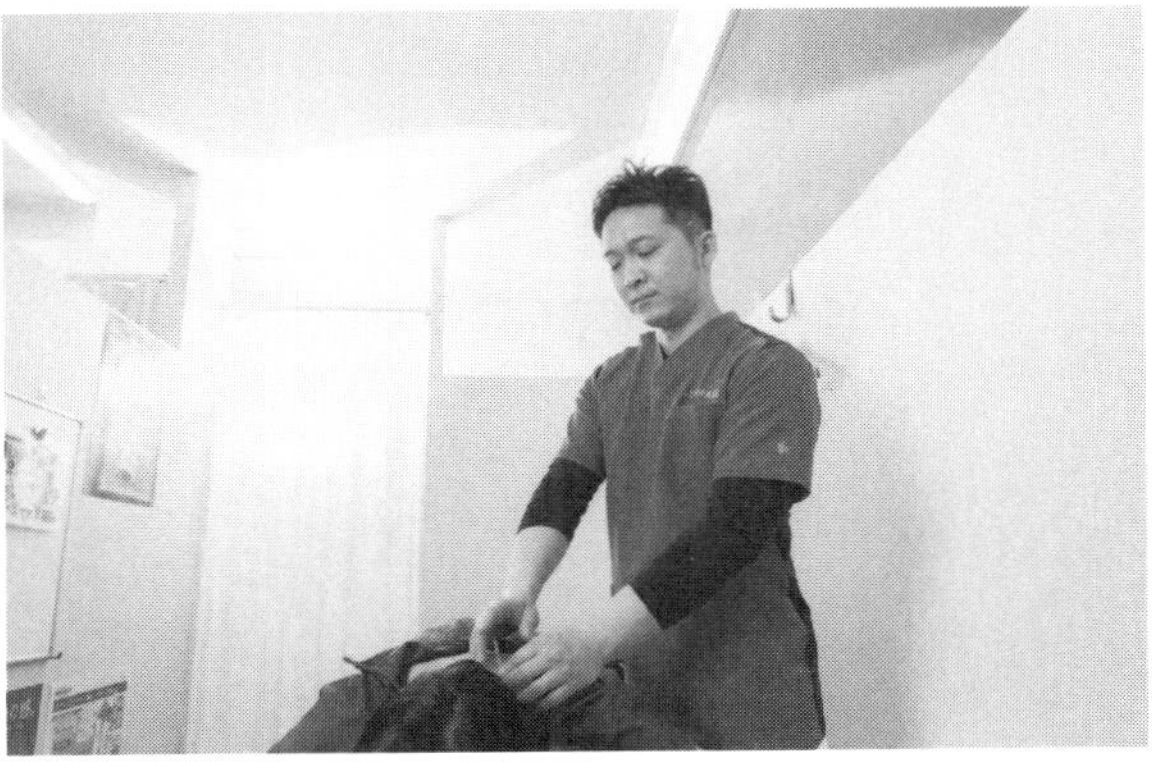
独自の鍼灸技術で多くの患者さんの悩みを改善させていく

「3日ほど置き針をして、時折、自分で圧迫し刺激を与えてください、と患者さんにはお伝えしています。また、手技としては背骨のきわにある夾脊《きょうせき》という奇穴を使います。教科書的には肺結核など胸腹部の慢性疾患に効果的とありますが、臨床の経験から言えば、自律神経系の疾患の改善が数多く見られました。簡単に言えば、末梢神経に刺激を与えることで脳へのフィードバックが起こり、身体の状態を整えていくということです」

藤野院長は同院での治療のほかに、患者さんの姿勢や身体の動きを観察し、自宅でもできるセルフエクササイズの指導も併せて行う。一例を挙げると、筋肉が過度に緊張している場合は、側頭骨の突起部である乳様突起（耳たぶの後ろにある骨の出っ張り）と耳たぶの間にある翳風《えいふう》や完骨《かんこつ》というツボを押しながら首を前後に動かす。また、タオルを使う方法もある。フェイスタオルを四つ折りにしたものを首にかけ、タオルの両端を両手で持って前に引きながら、首を前後に動かす。

タオルで首を固定することでストレッチ効果が高まるという。これは、首を前後に動かしてくださいと伝えても、均等に動かすことができないことが多いためだ。つまり、ストレッチしてほしい緊張している筋肉は動かず、問題のない筋肉だけを使うため、毎日ストレッチをしても効果が出ないケースが散見されるのだという。

「自律神経型の場合は、シャワーを浴びるときに、首の後ろの付根付近にある大椎《だいつい》というツボにシャワーを約1分間あててもらいます。ここはさまざまな経絡が集まる場所でもあるため、リラックス効果があります。また、おすすめの入浴方法としては、38度ぐらいのお湯に半身浴で15分程度がいいでしょう。入浴前には脱水を防ぐために水分を取ってください」

藤野院長が治療の際、気をつけるのが、最初は過度な刺激にならないようにあえて弱い刺激で施術にあたるという点だ。特に鍼灸では「ひびき」と呼ばれる独特な感覚を伴う場合がある。また鍼灸をする際の痛みを抑制する方法（ゲートコントロール）を施し治療を行う。

頭痛、痛みや自律神経の乱れがある患者さんは一般的に週1回の施術で3か月から半年、その後、身体の状態を維持したい人やメンテナンスを希望する場合、月1回ほどの治療を行うことで、約80％の患者さんは少なくとも頭痛の頻度が減り、痛みの強さが弱くなる。まったく頭痛がなくなる患者さんもいるという。特に自主的に指導されたセルフケアに取り組む患者さんはほぼ１００％の改善率を見せている。

自分の家族として患者さんに接し、治療の選択肢を提供

藤野院長が治療家として大切にしているのが、「患者さんとは自分の家族のように接し、常に関係は対等であること」だという。これは、治療はあくまでも患者さんが主体性を持って臨み、それをサポートするのが治療家の役割、との考えがあるからだ。そして、治療する側からの一方的、強制的な治療ではその効果は出ないという。治療家は治療方法の選択肢を提供し、最終的には患者さんが選ぶという、その意思を尊重したいと藤野院長。

「私自身が10代でヘルニアが悪化した際に、ブロック注射や薬を飲んでいた当時『このまま続けてよいのか』という疑問や違和感があったのが正直なところです。にもかかわらず医師が言うのだから、と服用を続け、頭痛という新たな不調がプラスされました。知識も何もありませんから、痛みが長期間続いたことで頭痛が発症しているなどと思いもしませんでした。このように自分が困ったとき、疑問を感じたときに相談する相手がいないことのつらさは身をもって経験しています。だからこそ、病院や治療院での治療内容におけるそれぞれのメリット、デメリットをきちんと説明し、患者さんの話に耳を傾け、相談にのったうえで、患者さんに選んでもらうことが重要だと思います」

よりよい治療内容を提供でき、研鑽を積めば積むほど問診も技術も見立てもその精度が上が

り、常に自分が成長できることが治療家の醍醐味と語る。特に、鍼灸については、「鍼灸は初めて」「鍼灸なんて効くの？」という来院患者さんの声は多い。

「そういう言葉を聞くたびに、まだまだ鍼灸は一般的ではないと思い知らされます。鍼灸がもっと普及すれば、患者さんの選択肢が広がることにもつながりますので、鍼灸の素晴らしさをもっと多くの方に知ってもらいたいですね」

さらに、現在、専門学校で講師としても指導を行っている藤野院長だが、今後も、後進の育成に注力し、知識や技術面はもちろんのこと、独立開業を目指す治療家の人々に向けたサポートもしていきたいという。院長自身、学校で教わったことだけでは現場では通じないことを痛感してきた。さらに話を聞いてもらったり、相談できる相手がいなかったがために失敗したり、うまくいかなかったことも少なくない。それらの経験を学校の生徒や後進の先生方に伝え、役立てたいという。そして、

「一人ひとりの悩みに向き合い、一人でも多くの患者さんが不調を改善し、ご自身の望む生活が過ごせるように尽力していこうと思っています」

と語る藤野院長のさらなる研鑽の日々は続いていく。

（取材・文／松岡）

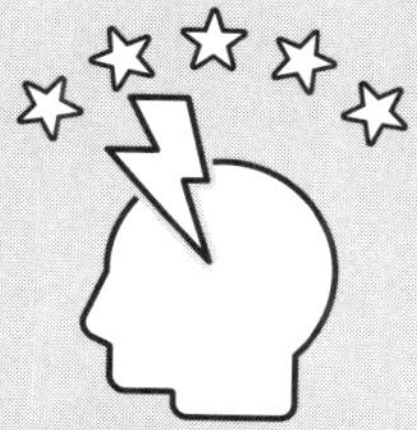

慢性頭痛を改善に導く神ワザ治療院10選

松原秀樹院長

桜ヶ丘整体院

（東京都多摩市）

「腸の異常が万病の根源」とする考えをもとに
腸内ガスを抜く独自の施術法と食事指導で改善

リーキーガットがセロトニンを減少させ片頭痛、群発頭痛を引き起こす

京王線の聖蹟桜ヶ丘駅西口より徒歩3分。駅を背にさくら通りを直進し、聖蹟桜ヶ丘オーパ（OPA）と道路を挟んで隣に建つビルの6階にあるのが『桜ヶ丘整体院』だ。同院は、体質改善をしたい患者さんのための整体院として、「リーキーガット（腸の異常）が万病の根源」とする考えをもとに、胸《きょう》鎖《さ》乳突筋《にゅうとつきん》をゆるめて、腸内ガスを抜くオイルマッサージと食事指導やサプリメントの提供を行っている。

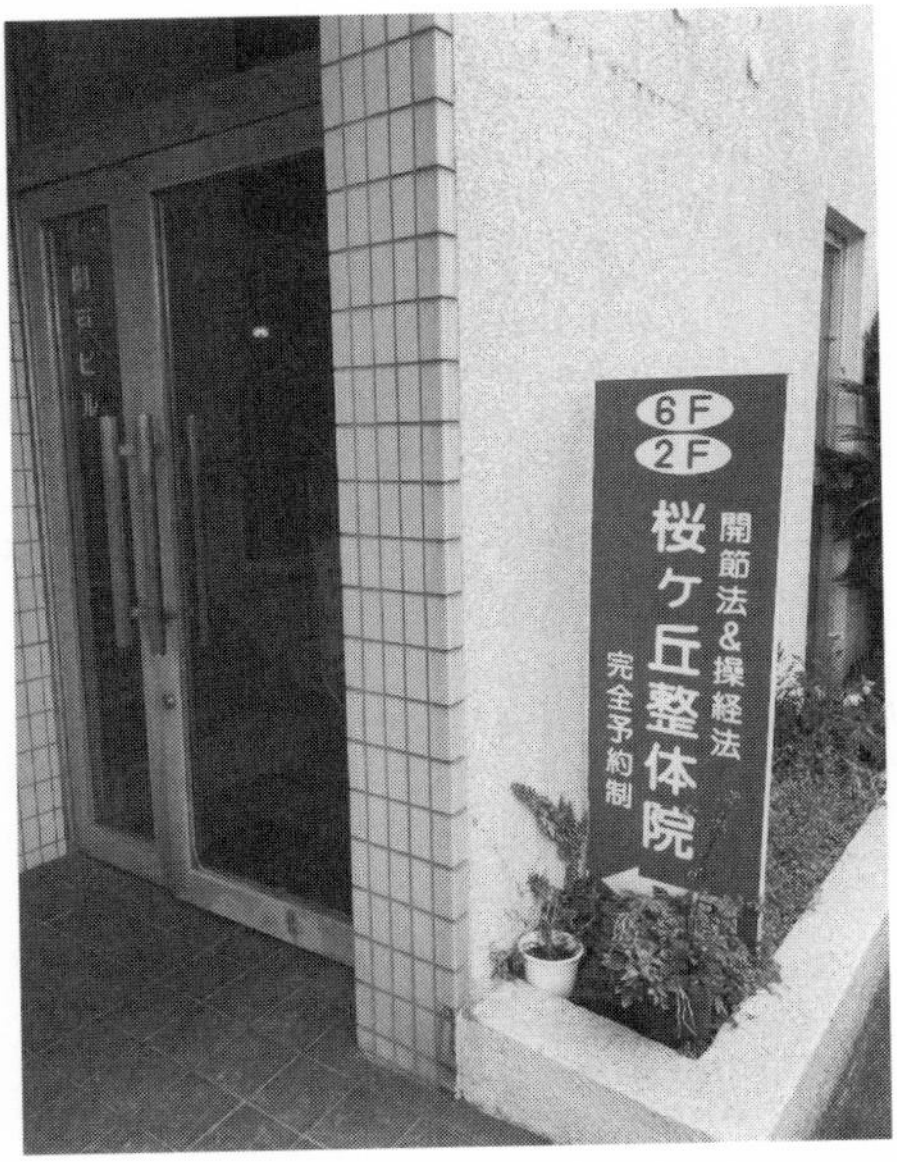

聖蹟桜ヶ丘駅西口より徒歩3分。ビルの入口にある『桜ヶ丘整体院』の看板

リーキーガットとは聞きなれない言葉で、日本ではまだまだポピュラーとはいえないが、海外では研究も進み、専門医による書籍なども数多く出版されている。

同院の松原秀樹《まつばらひでき》院長は、

「腸壁の栄養を吸収する細胞同士の結合が緩んだ状態がリーキーガット」

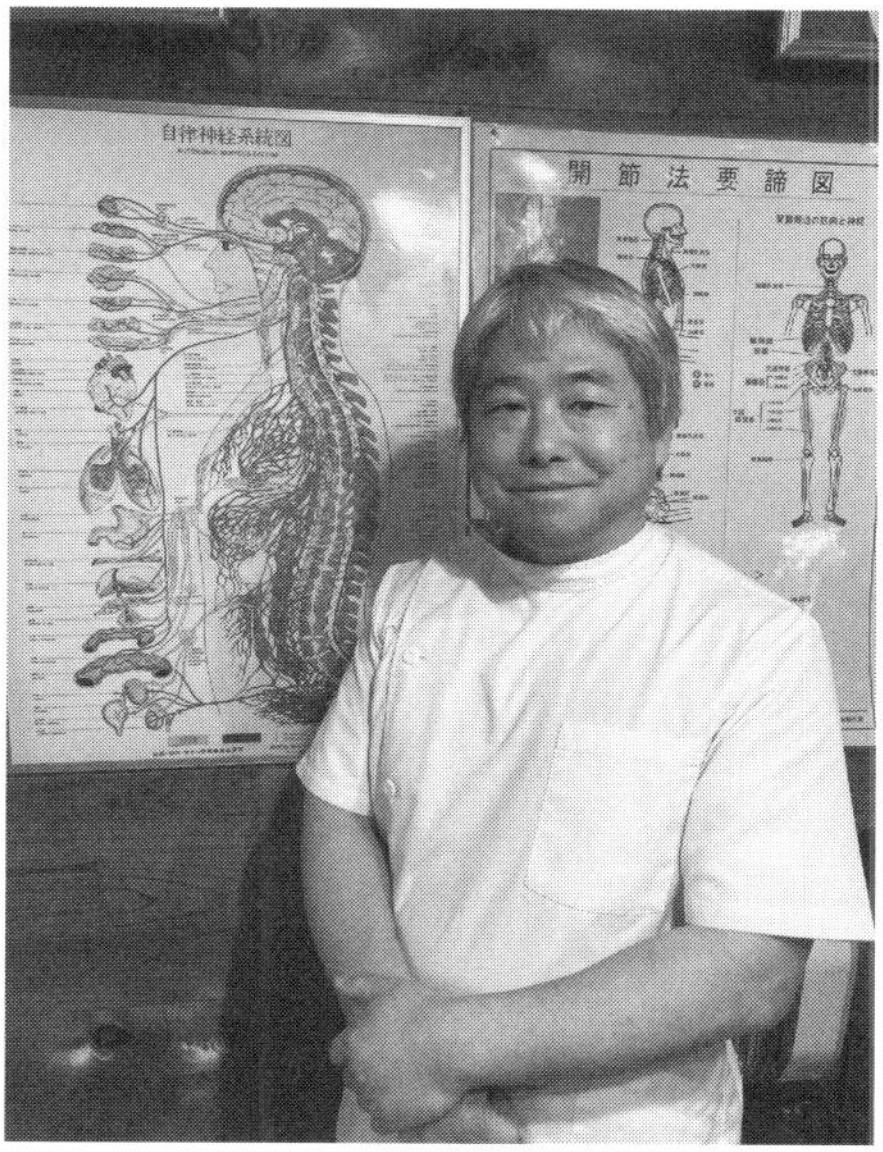

本当に身体によい食事は何かを30年以上問い続ける松原秀樹院長

と説明する。

リーキーガットになると、本来なら吸収されない未消化のたんぱく質や腸内細菌が血液中に侵入してしまう。すると腸管の免疫細胞が「異物が侵入した」と判断し、その異物を排除しようと軽度の炎症（慢性炎症）を引き起こす。この炎症は、痛みや発熱などの症状はないが、血液中の炎症性サイトカインの増加を助長する。サイトカインは免疫細胞のメッセージ物質で「炎症を起こせ！」というメッセージを送っているのだという。つまり、リーキーガットになると、血液中に炎症性サイトカインが増えることで、全身のあらゆる箇所に炎症が起きやすくなるということだ。

これは頭痛も例外ではない。例えば、片頭痛の正体は脳の血管の拡張であることが明らかになっている。それでは脳の血管の拡張がなぜ起こるのかというと松原院長は、

「現在分かっているのは、脳のセロトニンが急激に減少することにより、三叉神経からＣＧＲ

P（カルシトニン遺伝子関連ペプチド）と痛みを増強する物質であるプロスタグランジンが放出され、脳の血管が拡張して炎症が起きるということです」

前述のリーキーガットによって増加した炎症性サイトカインは脳にも入り込み、脳の免疫細胞であるミクログリアを活性化させるという。活性化したミクログリアは、神経毒であるキヌレニンを生成する。キヌレニンは神経を破壊して、セロトニンを減少させるのだ。

「片目の奥がえぐられるような、あるいは錐《きり》で刺されたような激しい痛みが1～2か月にわたって毎日続く群発頭痛も、片頭痛と同じ理由で、目の奥の血管が拡張して引き起こされると考えられています。ですから脳内のセロトニンの減少を防ぐことができれば、片頭痛や群発頭痛も防ぐことができるということです」

片頭痛、群発頭痛の根源は腸内細菌の血液への侵入

松原院長によると、片頭痛がある患者さんは共通してお腹がいつも張っているという。これは腸内にガスが過剰に発生しているからだ。

人間の細胞が約38兆個であるのに対して、大腸の中には約1000兆個もの腸内細菌が生息している。細菌だらけの大腸が膨満すると、腸内細菌が血液中に侵入してくる。血液に侵入し

た細菌は免疫細胞により死滅させられるが、そのときに軽度な炎症が起き、炎症性サイトカインが生成される。腸内でのガスの過剰発生が、リーキーガットを引き起こすのだ。

「つまり根本は、腸内ガスによって腸内細菌が血液に侵入することにあるのです。腸内細菌の侵入によって起きた炎症が、脳に飛び火したようなものが片頭痛や群発頭痛なのです。ですから、片頭痛や群発頭痛を防ぐためには、腸内のガスを減らせばよい。そのためには腸内の細菌を減らせばよいということになります」

一方、もう一つの慢性頭痛である緊張型頭痛は、カルシウムによって引き起こされるという。

「緊張型頭痛は、炭水化物が足りないことによる低血糖が最も大きな原因です。低血糖になると、脳のエネルギー源であるブドウ糖が不足します。すると体内では筋肉を分解して、筋肉のたんぱく質からブドウ糖を肝臓で作って脳に送るのです。これを糖新生というのですが、糖新生をするためには、まず筋肉を分解しなければなりません。

その分解にはアドレナリンが必要です。アドレナリンが出ると脳の血管は収縮し、またアドレナリンによって交感神経が緊張します。すると神経細胞にカルシウムが入ってくるのですが、カルシウムは神経毒で、神経を興奮させて痛みを増強させます。高血圧の治療薬にカルシウム拮抗薬というものがありますが、この薬はカルシウムが血管の筋肉に入ってこないようにする作用があります。

血管を細くし、神経を興奮させて痛みを増強させる……、これらはすべてカルシウムの仕業なのです。カルシウムが神経に入るのは、アドレナリンが原因であり、アドレナリンが分泌されるのは低血糖が原因。ですから、緊張型頭痛のベースには低血糖があるということです」

もっと簡単に言ってしまえば、緊張型頭痛の最大の原因は必要な量の炭水化物（ブドウ糖）を摂取していない、ということだ。

さらに日光に当たっていないことによるビタミンD不足もあるという。ビタミンDが不足すると骨からカルシウムが溶け出しやすくなり、体液のカルシウム量が増える。これと同時に、低血糖になることでアドレナリンが過剰に分泌されることにより、カルシウムが神経細胞や血管に侵入する。これらにより、血管が細くなり、神経が興奮して痛みを増強させるというのが緊張型頭痛の仕組みなのだという。

「緊張型頭痛の改善には、炭水化物（ブドウ糖）をしっかり摂り、ビタミンD生成のために日光に適度に当たることが大事です。ただ、緊張型頭痛を訴える患者さんは胃腸が弱い傾向があるので、ご飯の摂取量が少ないことが多いですね」

緊張型頭痛の原因として一般的に知られているのは〝ストレス〟だが、松原院長は、

「ストレスが先にあるのではありません。脳にとって低血糖の状態は、『どうしよう！　エネルギーが足りない！』とパニックになっているのです。仕方がないので筋肉を分解して脳にブ

ドウ糖を送るということで維持をしますが、そういうときには必ずアドレナリンが出るのです。つまり、アドレナリンによってピリピリ過敏な状態になり、ストレスが増大するということだと私は考えています。ストレスによって引き起こされるというよりは、栄養失調による低血糖が根本にあり、アドレナリンが放出されることで神経過敏になり、ストレスに弱くなるのです」

また、最近よく耳にする低気圧になると頭が痛くなるという気圧性の頭痛は、低気圧になると身体が膨張するため、もともと脳血管が広がりやすい人が、低気圧になるとさらに広がりやすくなることが原因だと教えてくれた。

頭痛における「痛み止め」薬はリーキーガットを助長する

慢性頭痛に悩まされているという人の多くが薬を服用しているのが現状だろう。現在、片頭痛治療の主役になっているトリプタン製剤は、三叉神経に作用するセロトニン類似物質だ。三叉神経のセロトニン受容体にトリプタンが結合することで、三叉神経からCGRPやプロスタグランジンの分泌が抑制され、脳の血管拡張が治まることで片頭痛を治すという仕組みだ。トリプタンは群発頭痛にも有効だという。

しかし、トリプタンで三叉神経の異常興奮を抑えたとしても、脳内のセロトニンが減少していることに変わりはない。

「根本的には、リーキーガットを改善させることで脳内のセロトニンが減少しないようにすることが大切なのです。リーキーガットの原因となる三大食品成分は、小麦毒（グルテン）、大豆毒（レクチン）、果糖ですが、それ以上に腸にダメージを与え、リーキーガットの要因となるのが『痛み止め』の薬なのです」

非ステロイド性消炎鎮痛剤、いわゆる痛み止めの薬は、痛みを増強させる成分であるプロスタグランジンの生成を抑えることにより痛みを軽減させる。ところが、プロスタグランジンには〝胃の粘膜を守る〟という作用もある。

「痛み止めによってプロスタグランジンが減ると、胃腸の粘膜を保護する働きが低下して、胃潰瘍や胃炎、そしてリーキーガットになりやすくなると薬理学の専門書に記載されています。だから胃薬と一緒に飲むように勧められています。しかし、胃薬で胃は守れたとしても、腸までは守り切れずリーキーガットになってしまう、ということです」

つまり、頭の痛みを早く抑えようとして、痛み止めを服用することにより、リーキーガットを助長させ、さらに片頭痛や群発頭痛が起きやすくなっていくのだ。

これが継続されると、痛みが出る頻度が高まり、それとともに痛み止めを飲む回数も増え、

最終的には薬物乱用頭痛に陥る危険性が高いのだと松原院長は警鐘を鳴らす。この悪循環を断つためには、

「トリプタン系の薬は血管の拡張を抑えるだけで、痛みを軽減させる効果はありません。痛みに耐えられないからと、これに痛み止めを併用してしまいがちですが、そこをしばらく我慢して、血管の拡張が治まるまで待つことが悪循環を断つためには重要です。片頭痛や群発頭痛が起きたらすぐにトリプタン系の薬を服用し、できるだけ静かで暗いところで安静にしているのが一番よい対処法といえるでしょう」

また、身体を動かしたり、入浴したり温めたり、マッサージをするのは、血管の拡張を助長するので逆効果なのだという。

胸鎖乳突筋をゆるめ、腸内ガスを抜くＶＲ法を考案

同院では、リーキーガットの原因となる腸内ガスを抜く施術「ＶＲ法（Vagus nerve Relaxation＝迷走神経弛緩法）」というオリジナルの治療法を考案。また、リーキーガットを修復し、腸内ガスを減らす食事を「ディフェンシブ・フード」と名付けて食事指導を行っている。そのほか希望する患者さんにはオリジナルのサプリメントの提供も行うという。

桜ヶ丘整体院（東京都多摩市）

ＶＲ法とは、体重を一切かけずにオイル（クリーム）を使い、最初に胸鎖乳突筋をゆるめ、続けてお腹をマッサージしていく施術方法だ。両耳の下から胸骨と鎖骨まで、首を斜めに通る帯状の筋肉である胸鎖乳突筋をゆるめることが、迷走神経をゆるめることにもつながる。迷走神経とは、すべての内臓を支配している自律神経（副交感神経）である。胸鎖乳突筋をゆるめると、胃腸の働きが活発になるのだ。

「5分ほどのオイルマッサージで胸鎖乳突筋がゆるんだら、腹部のオイルマッサージをして、腸内ガスを抜いていきます。オイルマッサージによって腸内ガスは腸から吸収されて、肺で呼気とともに排出されるので、おならのようにガスが出たという自覚は、患者さんにはまったくないでしょう。ガスの大半は水素ですので、においもありません」

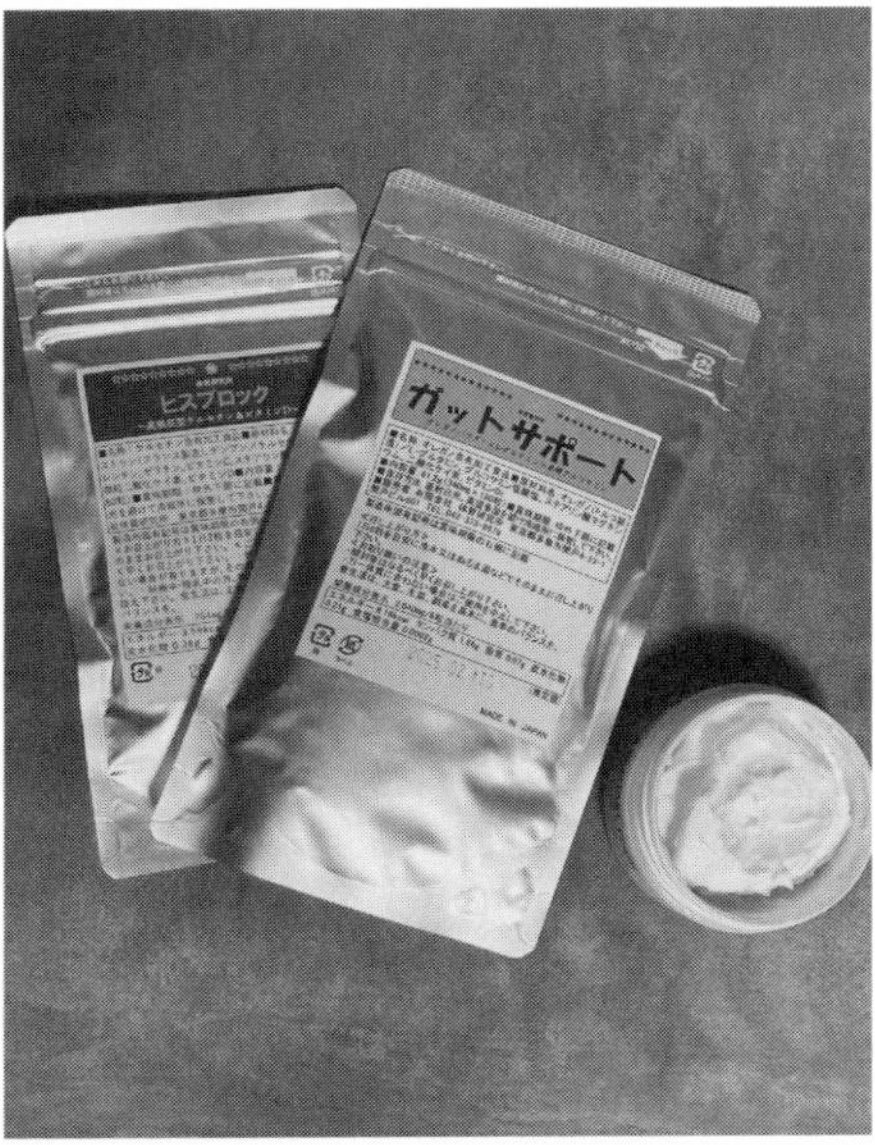

松原院長が独自に開発したオリジナルのマッサージオイルとサプリメント

　腹部のオイルマッサージは腸内のガスが抜けるまで行うため、早い患

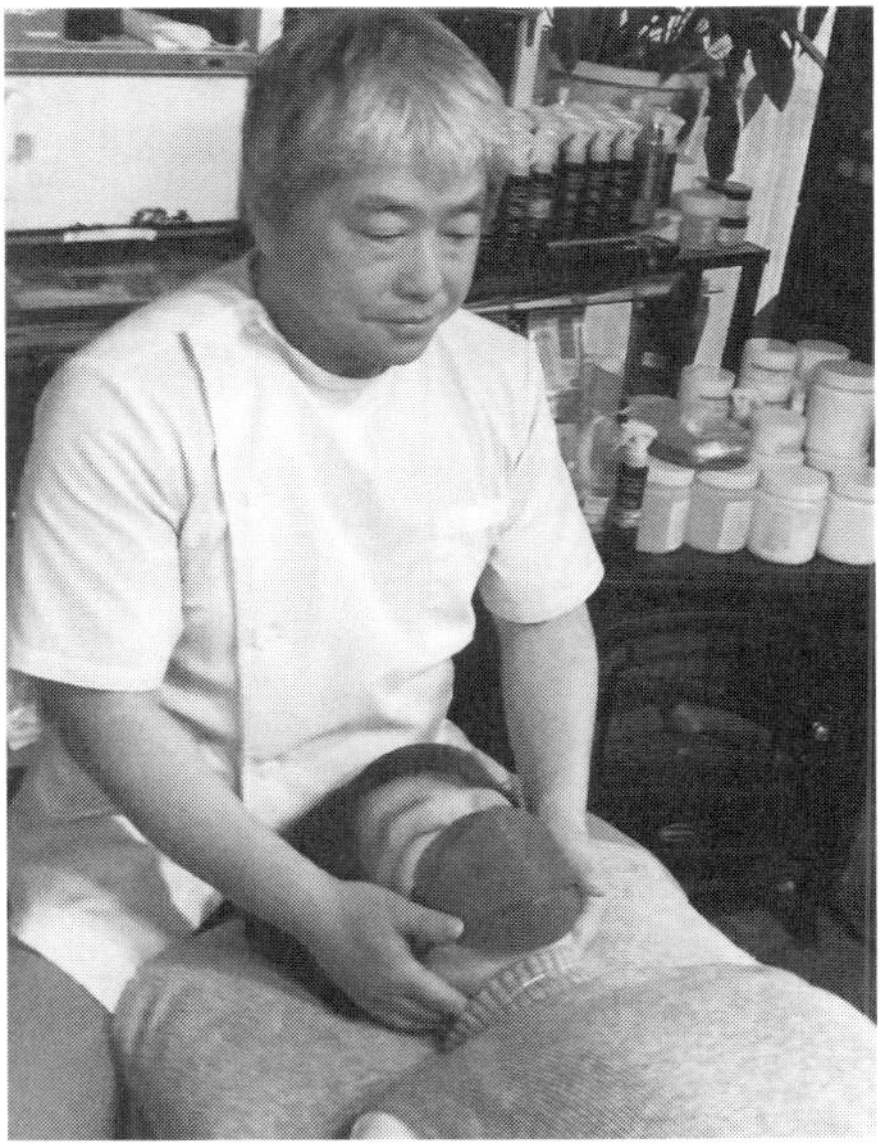

胸鎖乳突筋をゆるめることで多くの内臓を支配する迷走神経を刺激する

者さんであれば10分程度で完了するが、ガスが多い場合は30分ほどかかるケースもあるという。ガスが抜け、お腹の張りがなくなるだけでも、慢性頭痛は楽になるというから驚きだ。VR法の最終目標はあくまでも腸内ガスを抜くことであり、一般的な骨格矯正とは目的が異なる施術ということだ。

そして、リーキーガットにならないための食事指導だが、これはこれまでの健康のための食生活の常識を覆す驚きの内容だ。

「腸内ガスが多く発生して大腸が膨満する患者さんは、野菜や果物、豆腐や枝豆、里芋や山芋、キノコ類をたくさん食べている傾向があります。こういった食物繊維が多い食べ物、食品は、控えたほうがいいのです。もちろん健康な状態であれば、これらのものを食べてもかまいません。しかし、慢性頭痛をはじめ慢性的に何らかの不調がある人は、できる限り控えるほうがいいのです」

主食については、パスタやパンよりも米、また、食物繊維が多い雑穀米や玄米などよりも白米がいいのだという。

20代前半にして「生きた屍」になるまでに悪化した体調

松原院長が、リーキーガットが万病の根源と知ったのが48歳のときだった。それまでも開節法などの独自技術でゴッドハンドと称され、数多くの患者さんの悩みを解決してきたが、現在は、リーキーガットの改善を目的とした治療に注力している。同院のこの理念には常に、「どんな食事が良いのか?」と30年以上試行錯誤し続け、食生活の改善とサプリメントによって、アレルギー症状から解放された自身の経験が大きいという。アレルギー体質を改善するために10代の頃からさまざまな治療法を試しても改善せず、30年何をしても治らなかった。

松原院長のアレルギー体質は、高校時代から症状が急激に悪化した。自然食や健康食品、鍼灸、漢方薬、ヨガ、断食など、さまざまな健康法を次々に試みたものの体調は悪化の一途をたどったという。主な症状は、慢性的な背骨の疼痛・真夏でもジャンパーが必要なほどのひどい冷え・低血圧と貧血・慢性胃炎と胃腸虚弱・慢性扁桃炎・耳鳴り・膝痛・肋間神経痛・呼吸困難……。20代前半にしてまるで「生きた屍」といえるほど悪化したのだ。

「24歳のとき、オイルマッサージによって劇的な治癒を体験後、中医学・アーユルヴェーダ・合気道などを学びながら、自らの体質を改善しようとしていましたが、まったく丈夫にはなりませんでした。その後、10年にわたって栄養療法を行いましたが、何も変わりませんでした。リーキーガットが原因と知った48歳から、自然免疫学、生化学、運動栄養学、薬理学などを独学して、食生活を180度変えることで丈夫な体質になれたのです」

そして、10年ほど前から、頭痛のみならず、腰痛、膝痛、首痛などといったさまざまな痛みを訴える患者さんに、腸内ガスを抜く現在のVR法に近い施術を行ったところ、腰や股関節や膝の痛みが軽減した。この経験を踏まえて、徐々に、リーキーガットを改善するためのVR法と食事指導をメインとする治療院へと移行した。

「私が過去に大いに振り回されたことからも分かるように、世の中の健康に関する常識は、本当に嘘が多い」

と松原院長は憤る。健康になると信じてお金や時間をかけて試したにもかかわらず、効果がないだけにとどまらず、ものによっては、かえって健康被害や症状を悪化させるケースもあるということだ。

「本当に健康になること、本当に不調がなくなるためには、何をすべきなのか。それを知りたいという患者さんに対して正しい知識を伝え、理解してもらうことを重視しています。そのためにYouTubeの動画発信や書籍の出版などを行っています。

特に大部分の人が『菜食イコール健康食』であり、『野菜を食べることは健康につながる』と信じて疑いません。しかし、『過度な菜食が腸内ガスを過剰に発生させ、腸を悪くしている』ということを知ってほしいと思います」

巷に氾濫する健康情報の真偽についての取捨選択はなかなか難しいのが現実だ。最後に松原院長は、今後も自身の経験から得た知識と知恵に加えて、日々の自己研鑽を積み重ね、自身と同様に不調に悩む患者さんの体質を根本から改善する活動を続けていきたい、と治療家としての思いを語った。


（取材・文／松岡）

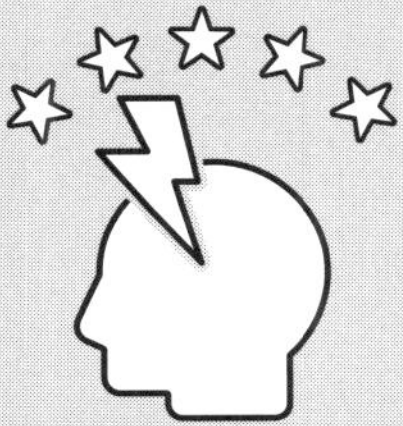

—— 慢性頭痛を改善に導く神ワザ治療院10選 ——

持田和行院長
バランス工房Naturica
（神奈川県川崎市）

重度の頭痛に苦しんだ過去の経験から
関節調整法とセルフケアで痛みを解消

アクセサリーの製造販売で身体を壊して治療院巡り

全国にマッサージ院や整骨院などの治療院はコンビニエンスストアの実に2倍、13万軒以上あるというが（２０１６年厚生労働省調べ）、頭痛専門を謳う治療院は意外に少ない。そんな数少ない頭痛専門の治療院が神奈川県川崎市にある。

かつての労働者の街も今は昔、ＪＲ川崎駅周辺は大きな変貌を遂げている。改札口を出て北東方面に向かい、広大なショッピングモールのラゾーナ川崎プラザを突き抜けて4、5分歩くと三叉路があり、そのすぐそばに頭痛・肩こり治療をアピールしている『バランス工房Naturica』がある。某有名地図アプリで92件もある口コミ評価は４・９（２０２３年5月）と高評価だ。

１階はスーパーマーケットで、その脇にある階段を昇ると2階に目指す治療院がある。ドアを開けると、持田《もちだ》和行《かずゆき》院長が出迎えてくれた。スポーツマンらしい出で立ちの持田院長だが、聞けばやはり中学校時代までサッカー少年だったという。

１９７９年に隣町の横浜市鶴見区で生まれた持田院長は、高校卒業後に会社勤めをするが、早々と会社員生活に見切りをつける。もともとファッションに興味があったことから、ノリと勢いでアクセサリーの製造販売を始めた。最初こそ苦労したものの、主に麻を使った天然素材

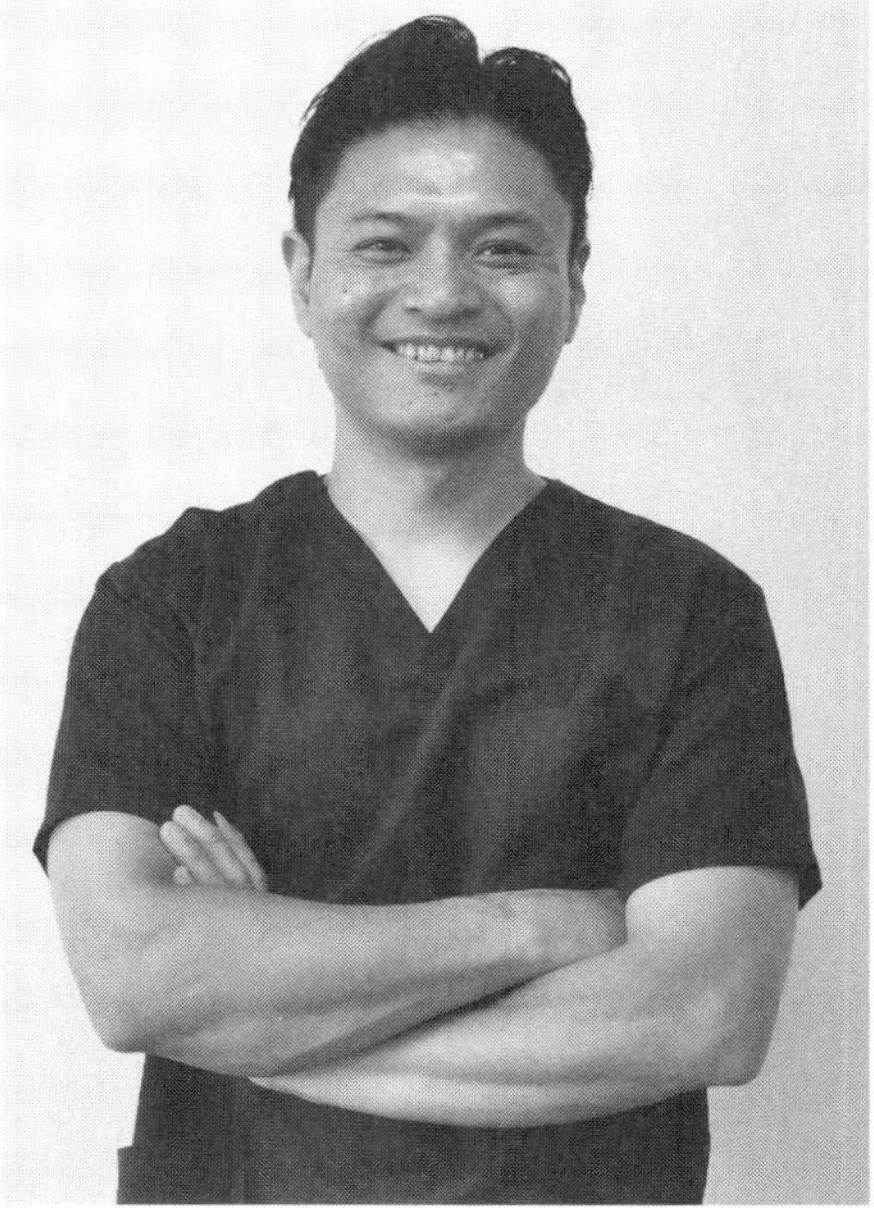

ひどい頭痛で治療院巡りをした経験から、患者さんの気持ちが手に取るように分かるという持田和行院長

のハンドメイドのアクセサリーは雑誌に載ったり、芸能人のお気に入りとして紹介されたりしたことから人気を呼び、始めて3か月を過ぎた頃には製造が間に合わなくなっていた。

日夜、無理な姿勢で座り続けながら、一日の時間の多くを細かなアクセサリー作りに費やすうち、持田院長の身体はあちこちで悲鳴を上げ始める。

「首は痛いわ、肩は痛いわ、背中は痛いわ、腰は痛いわ、もちろん頭痛もひどかったですね。毎朝、市販の頭痛薬B、E、Lを机の上に並べて、今日はどれにしようってやってましたよ。〝昨日は何飲んだっけ？ まあいいか、これにしよう！〟って感じでしたね（笑）」

そうした辛い経験が今に生きているのだから、どんな苦労も無駄ではないということか。

当然、痛みを取って欲しくて治療院巡りをするも解消されず、結局、持田院長の身体は限界を遥かに超えて、気づけばパニック障害になって生活に支障を来すようになってしまう。

しばらくは家から一歩も出ることができなかったそうだが、やがて自分なりに対処方法を模索し、社会復帰への道筋を自分でしっかり計画して、まるで亀の歩みのように一歩一歩着実に実行していった。その結果、ようやく約1年後に接客業のアルバイトを始めることができて、何とか社会復帰を成し遂げることができた。

ひどい頭痛に悩まされた経験から頭痛・肩こりに特化!

そして、将来のために手に職をつけておかないといけないと考えたときに、自分の身体が痛みのデパートだった経験が生かせるかもしれないと考えて、26歳で日本セラピスト認定協会に加盟している専門学校で整体を学び始める。

その学校に決めるまでには他の学校もいろいろ見て回って施術を体験したそうだが、「とにかくそこの先生がめっちゃうまかったんですよ。さんざん治療院巡りをしてますから(施術を)受け慣れているんですけど、その中でもとりわけ上手だったんで決めましたね」とのこと。

週3日は座学、週2日は現場研修に費やし、週末はアルバイト生活が続いた。とにかく筋肉や骨、腱、ツボ、経絡の名称を覚えるのが大変で、毎晩、風呂に入るときに覚える部位を決め、仮に腕だったら「上腕二頭筋、三頭筋、三角筋前部、三角筋後部……」と唱えながら身体を洗っていたそうで、寒い冬場はぶるぶる震えながら名称を唱えて身体を洗っていたという。

一方で、実技の面では授業のほかに学校が運営している治療院で研修を重ねていった。

「手技を覚えるのはそんなに難しくはなかったですね。マッサージに関しては自分みたいにSっ気のある人の方が向いてると思います（笑）」と語る持田院長だが、卒業する頃には、学生ながら患者さんから指名を受けるほどの腕前になっていたという。

卒業後は東京の武蔵小山にある系列店で働き始めた。

そこは人気の院で患者さんがかなり多く、仕事が終わる頃には指が腫れて箸も満足に持てないし、ペットボトルも開けられないほどで、帰宅するといの一番に氷水で手を冷やした。最初に指をやられて、次は手首、肘、肩関節……とあちこちが異

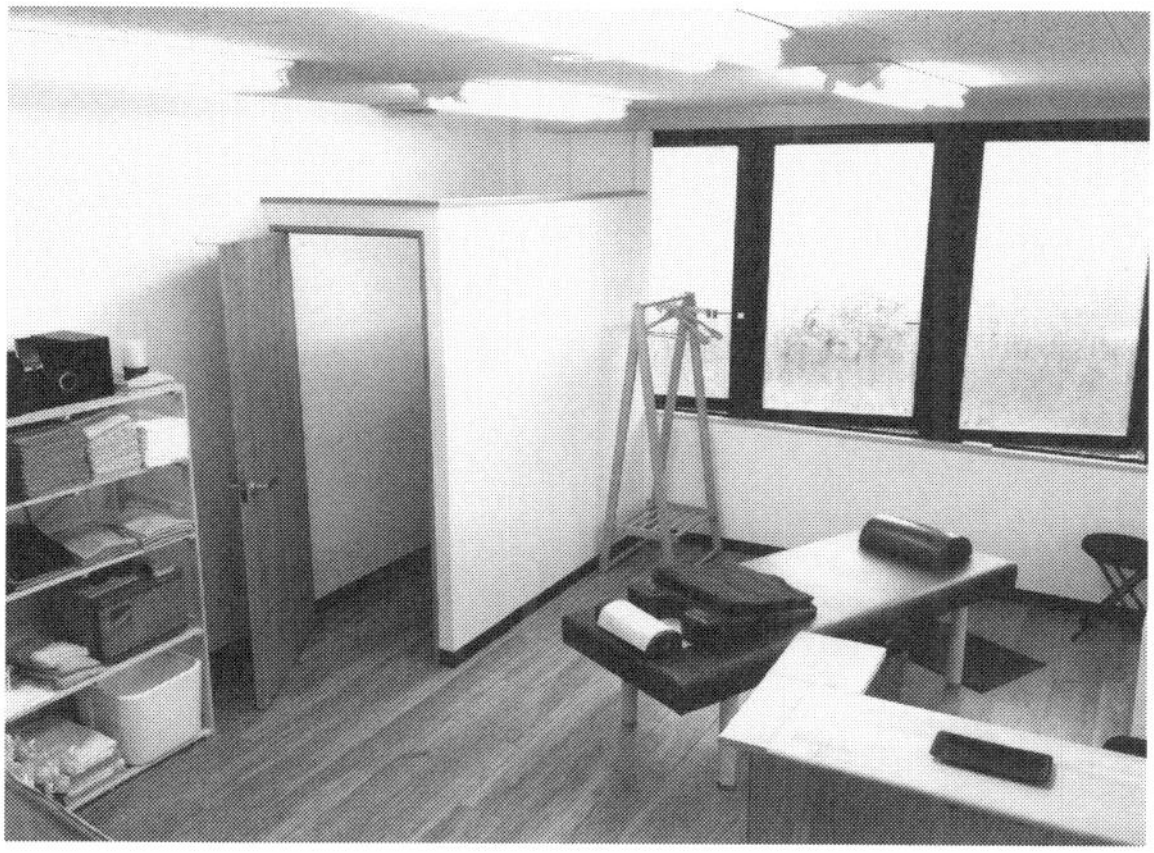

落ち着いた雰囲気の院内。2023年6月で開院10周年を迎えた

常なこりになっていったが、驚くことに一通り経験すると全く痛みを感じない無双状態になったという。

しばらくして持田院長はその店でも指名トップとなり、独立を考え始める。そして資金を貯めて、2013年6月に地元に近い勝手知ったる川崎で開業する。

ただし、開業当初から専門分野を打ち出していたわけではない。ただ、それでは集客面を考えると弱いということで、最初は「産後矯正専門」を打ち出した。が……小さい子供を抱えたママさん相手だと急なキャンセルや日程変更が多く、予約管理が大変で長続きしなかった。

そして、開院から約4年後の2017年に打ち出したのが「頭痛・肩こり」だ。

「実体験が山ほどありますからやりやすかったです。患者さんとの距離感や話しやすさが全く違う。話をしてても『分かります。辛いよね。でもね、改善する方法知ってますよ』って。産後矯正だと、いくら勉強しても結局、赤ちゃん産んだ経験ないですからね」と苦笑する。

ちょうど2023年6月で開院から10年目を迎えた今も、持田院長は頭痛や肩こり専門の治療師として近隣住民から絶大な支持を得ている。

片頭痛と緊張型頭痛が混ざり合っている頭痛がほとんど

「頭痛・肩こりって全体のパイで見るとすごく多く、たくさんの人が苦労していますけれど、薬で我慢してしまい、病院に行っても根本的な原因を教えてもらえないまま苦しんでいる人が多いんです。なかなか治らず原因も分からず長続きしてしまうという人がほとんどです」

そう語る持田院長自身、医師や治療師から原因を説明されず悶々とした日々を送っていたわけで、実際、腰痛なら骨の疾患やヘルニアなど患者さんに分かりやすく説明できるが、頭痛・肩こりは説明が難しく、さまざまな可能性だけ指摘されて患者さんは混乱するという。

「僕はシンプルなことしか言いません。患者さんはみなさん、『なるほど。そういうことか』と納得して帰られます。納得すると頭痛との向き合い方が分かります」と持田院長は語る。

そこで持田院長が考える頭痛の大きな原因とは、ずばり身体のゆがみで、そのゆがみの中で大きなウエートを占めるのが肋骨のゆがみである。肋骨が前に出ていたり、横に広がっていたりすると、両肩が正常な位置からずれてしまう。両肩の骨が閉じて中に入っていると背中が丸まって、頭が前に出て顎が上がり、首の後ろや肩周辺の筋肉が緊張して血液の流れが悪くなる。

その結果、血管が細くなって血液も酸素も栄養素も脳にいかなくなって、頭の筋肉が緊張して頭痛が起きるという仕組みだ。それが慢性頭痛の一つである緊張型頭痛で、片頭痛に関してはこの状態から解放された際に細くなっていた血管が一気に広がることで痛みが起こる。

そのため、緊張型は仕事をしている時など日中に出やすく、片頭痛は仕事から解放されたときや、外出から帰ってきたとき、夜や休日の朝に出やすい。つまり、交感神経が優位の状態から副交感神経が優位の状態、リラックス状態に入った時に出やすいのが片頭痛だ。

慢性頭痛と呼ばれる頭痛は主にこの二つだが、これまで数多くの患者さんを治療してきた経験から、持田院長はこの二つのどちらか一方というよりは、実際は片頭痛と緊張型頭痛の両方が入り混じった混合型の頭痛が多いと分析している。

「どちらか片方だけっていう人はほとんど見たことないです。初回の問診で、初めは『片頭痛なんです』とおっしゃる患者さんは多いですけれど、詳しく聞いてみると、目の奥や前頭部、側頭部、こめかみのあたりに鈍痛があるっておっしゃるんです。これっていわゆる〝締め付け系〟の痛みで、緊張型頭痛の特徴なんです。治療方法はどちらも変わりません」

身体の中で起きている症状としては分かれるものの、いずれも起きている原因は身体のゆがみであることから、持田院長の神ワザはシンプルに身体のゆがみを整えることである。

そこで持田院長の治療法だが、問診でふだんの生活環境や仕事をしている時の姿勢などを聞いて治療に入る。原因がシンプルである以上、治療法も実にシンプルである。

ベッドに横になった患者さんを、腕のねじれ、肩のねじれ、肋骨の調整、首の調整といった順番で進めていく。腕のねじれというとメインは肘や肩かと思いきや、何と指先のねじれから治していくというから驚く。それにしても、指先のねじれと言われてもどういうものか疑問に思われる方も多いのではないだろうか。この疑問に持田院長はこんな問いかけをくれた。

「仰向けに寝るとき、手の平って上向いてます？　下向いてます？」

おそらくほとんどの方は寝るときに手の平が下を向いているのではないだろうか。しかし、人間本来の正常な姿勢は、仰向け時の手の平は上向きなのだ。下を向くのはゆがんでいるからなのだが、これには理由があって、パソコン相手の仕事や書類仕事など、たいてい手の平を下に向けて行う作業が多い。その結果、骨が内側にゆがんだ形になっているのだ。

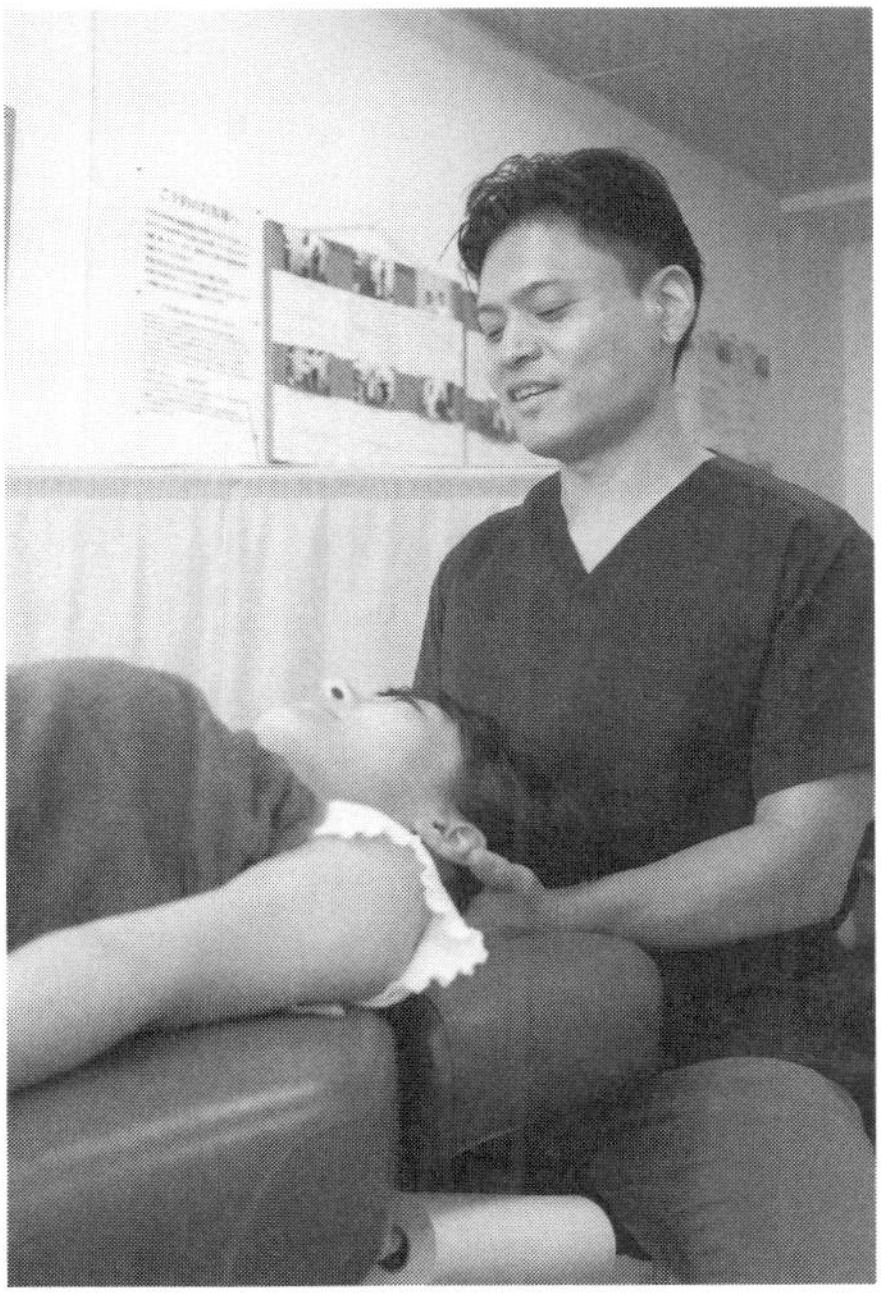

指先のねじれから徐々に調整し、最後に後頭部の頸椎まわりの部分のねじれを解消する

持田院長は患者さんの指先の骨を順番に挟んでロックし、丁寧に圧をかけて動

かし、指の関節1個1個の内巻きのねじれを取ってから、徐々にねじれた腕や肩など全体の姿勢を正常な状態に戻していく——それがいわゆる「持田式関節調整法」である。

「指が内巻きにねじれていたら肘が動きません。指のねじれを取ると肘が動かしやすくなって肩関節の可動域も広がります。肩関節って人間の身体の中で唯一、360度回る関節なんですよ。360度回せる人はほとんどいないと思いますが、それを正常に戻していきます」

持田式関節調整法で1個1個、指先の先端からねじれを取っていくと肩が開いていく。それまで後頭部、首と肩の付け根の二つの骨（第一頸椎、第二頸椎）が硬くなっていて動かなかったものが柔らかくなって自由に動くようになる。すると、血流が良くなって神経の流れも良くなり、そうすることで頭痛の原因が解消されるわけだ。その間、約30分とのこと。

施術以上に意味を持つのがオーダーメイドのセルフケア

これで頭痛の治療が完了かと思いきや、実はそうではない。持田院長が治療と同じくらい、いや、治療以上に重きを置いているのがセルフケア＝ストレッチだ。

「治療を受けて頭痛が楽になった、これで回復したと思うかもしれません。でも、違うんですよ。マイナスから普通になっただけですから、喜んでる場合じゃないんですよ！」

確かに、痛みが取れたことで治ったと勘違いしてしまう人は多い。でも、それは単なるニュートラルの状態に戻っただけで、慢心して同じ生活を続けていたのでは再びマイナスになってしまう。いかに普通の状態をキープするか、さらにはプラスにするかはそこから先の生活習慣が大事なのだ。患者さんにそこに気づいてもらうことが重要だと持田院長は力説する。

正しい座り方や立ち方はもちろん、上半身のセルフケアとして肩関節・背中・首、下半身のセルフケアは尻・腿・ふくらはぎ、さらに細かく言えば、ふくらはぎの内側・外側・真ん中の伸ばし方など多岐にわたる具体的な方法を説明した動画がいくつもある。それらを患者さんに一番マッチした組み合わせで選択してメールし、日常生活の中で習慣にしてもらう。

なお、こうしたオーダーメイドのセルフケアを実践する際に重要な点は、身体の状態が悪いときにやるのではなく、いい状態のときにやるということだ。たとえば、寝起きで身体が辛いときにやっても、仕事で身体が疲れた夜にやっても効果は期待できない。持田院長は、セルフケアは予防医学であり、調子のいいときにやらないと効果は出ないと強調する。

「調子が悪いときにストレッチをやるのって、虫歯ができてから歯を磨くようなもので、効果は期待できません。大事なのは虫歯になる前に歯を磨くことでしょ。だから、セルフケアも調子のいい日中にやるのが基本で、仕事の合間にやってもらうようアドバイスしています」

2回目の診察の際、患者さんがセルフケアをしっかりやっているかどうかは一目見て分かる

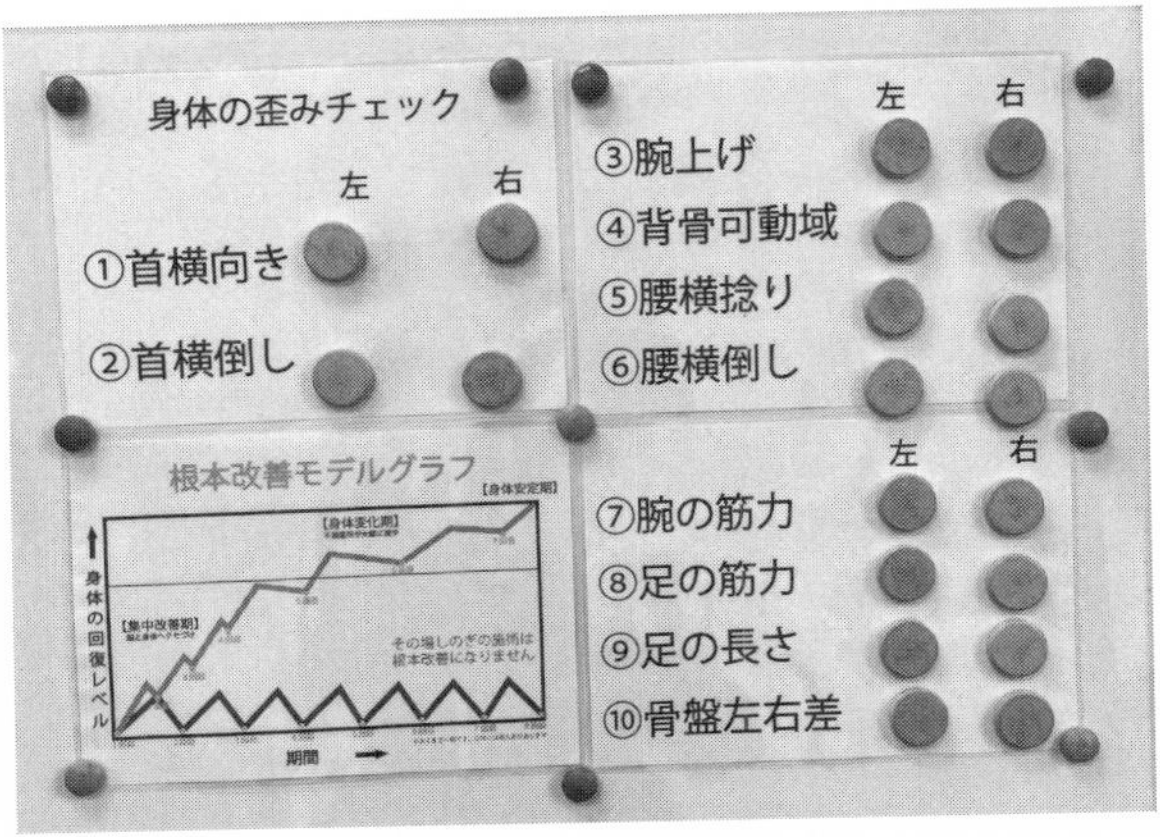

セルフケアのチェックリスト。２回目以降はそれぞれの項目がクリアできているかを確かめていく

という。しかし、持田院長が分かっていても、患者さん自身に自覚してもらえないと意味がないため、問題点を〝見える化〟したものが上のチェックリストである。

首や腕、背骨、腰など身体の10か所の状態を左右でチェックするのだが、セルフケアをしっかりやっていれば1回目の治療後のニュートラルな身体の状態が維持できているはずである。もし、そこで一つでもクリアできない項目があった場合、持田院長は再び治療するのではなく、しっかりセルフケアを続けてもらうことを患者さんに徹底させる。

「ですから、2回目にいらっしゃったとき、僕は『(症状は) どうですか?』って聞きません。再診の患者さんの症状には興味ないんです。ちゃんとやっていれば症状は改善しているはずですから。中には、『(セルフケアを) やってますか?』って聞いて、やってないのに『やってます』と答える患者さんもいます。でも、僕にはすぐ分かります。そんな方には『ごまかさないでください。ご自身のことですからしっかりやってください！』って言っています（笑）」

その言葉からも窺えるように、持田院長は患者さんがいつまでも続けて通うのではなく、完全に頭痛が治って、それ以降は来なくてもよくなるような状態を目指している。最初に治療したら、その後はセルフケアを続けていれば頭痛とは無縁な身体になるからだ。

そのため、患者さんにしっかり頭痛の原因を理解してもらい、治療した後はセルフケアで頭痛と縁のない身体になって患者さんが整体難民になるような状況を避けたいと願っている。

頭痛が治って治療から卒業してもらうのが何よりの願い

『バランス工房Naturica』は頭痛患者の「最後の砦」と言っても過言ではない。ホームページに掲載された患者さんの声には、40年近く頭痛に悩まされてきた女性や、夜になるとのたうち回るほどの頭痛に苦しんできた男性など、頭痛外来でも治療院でも治らなかったという人が藁にもすがる思いで訪れ、ようやく頭痛とサヨナラできたという方が多い。

その点で、持田院長は頭痛からの〝卒業〟を念頭に置いて指導と施術をしているので、患者さんの約6割がメンテナンス、つまり月に1回程度、セルフケアのチェックにやってくる人で、残りの4割が既存の患者さんの紹介やネットを見てやって来た新規の患者さんだという。

「整体難民状態の人が多いですけど、そういう風にならないようにしっかり卒業してもらいます。長い患者さんでも3か月、目指すところは不調の出ない身体づくりの達成です」

もちろん、身体のゆがみを治せば頭痛・肩こりだけでなく、腰痛など他の不調も全部なくなるという。つまり、頭痛・肩こりが治ったということは、身体の姿勢が良くなったということでもある。ということは、例えば、それまで姿勢が悪くて胃が圧迫されて、腸も圧迫されていた状態が解消されれば、呼吸もしっかり深くなるし、内臓の調子も良くなり、頭痛の人に多いという便秘や下痢も改善されるということでもある。

「極端なことを言えば、僕自身が頭痛で本当に辛くて治療院を探し回った頃にして欲しかったことをしているだけです。ですから、真剣に治したい人にはしっかり向き合い完全に治しますけれど、その場しのぎで痛みが取れれば良いという方は丁寧にお断りしています（笑）」

そんな言葉からも、頭痛治療なら誰にも負けないという持田院長の自信が窺えた。

（取材・文／萩原）

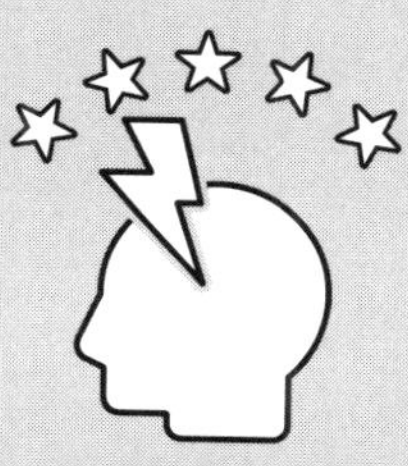

慢性頭痛を改善に導く神ワザ治療院10選

渡辺誠二院長

山梨甲府整体院

（山梨県甲府市）

患者さんに頭痛の本当の原因を理解してもらう
やるべきことを見定めて共にゴールを目指す

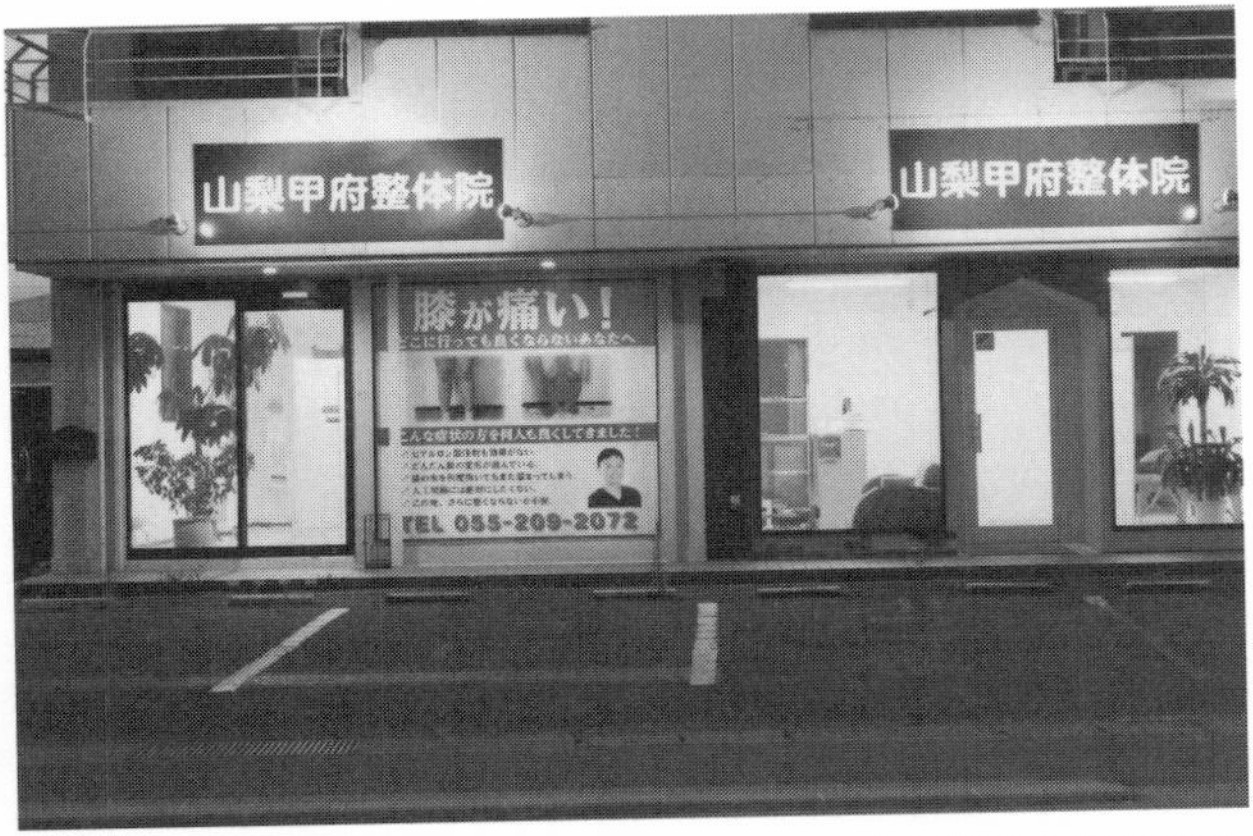

甲府駅から約6キロ。駐車場も完備した『山梨甲府整体院』

「子どもに誇れる仕事がしたい」と独立開業を決意

山梨県のほぼ中央に位置する甲府市のＪＲ中央本線甲府駅から約６キロ、身延線国母駅から約２キロ、国母工業団地入り口バス停から徒歩２分に建つ『山梨甲府整体院』。

渡辺《わたなべ》誠二《せいじ》院長は、小学校から高校まで野球部に所属し、将来は運動にかかわる仕事をしたいと、高校卒業後、神奈川衛生学園専門学校に通い、鍼灸マッサージ師の資格を取得。卒業後は、接骨院で3年、その後、訪問診療に10年従事し、２０１７年に同院を独立開業した。

独立開業のきっかけは、修業のためと意気込み就いた東京や神奈川などでの仕事を通じ、どこで働いても仕事内容はさほど変わらず、雇われたまま仕事をしていると、何となく続けられてしまう、といっ

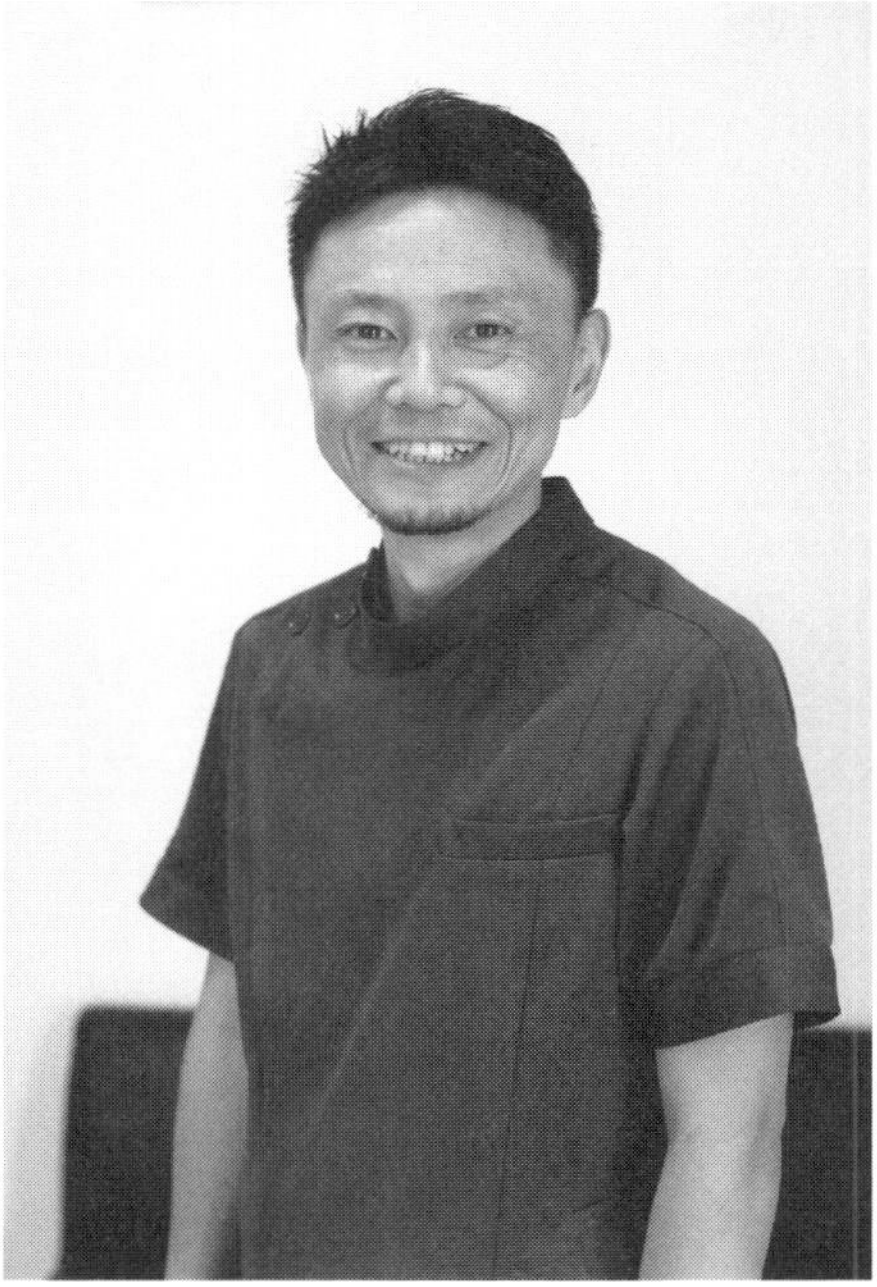

「患者さんに理解してもらうことを大切に治療にあたる」という渡辺誠二院長

た漠然とした危機感だった。

それとともに、

「自分の子どもに誇れる仕事をしたい」

という強い思いもあり、それならば、と地元に戻り開業を決意した。

同院には、頭痛をはじめ、膝痛、ヘルニア、股関節痛、坐骨神経痛など痛みを訴える患者さんが数多く来院し、なかでも膝痛、半月板損傷などが最も多い。来院層で言えば、60代女性の来院者が顕著で、畑仕事やガーデニングをする人は腰や膝の痛みが多いという。

また、同院には、整形外科や治療院など症状を改善するために、さまざまな場所に足を運んでも治らない、あるいは次第に症状が悪化していくという患者さんや、治療院で施術をしてもらったその場では、症状が改善しても、すぐにぶり返すといった経験を持つ患者さんも数多く訪れる。

レントゲン画像のみでは痛みの原因は判断できない

例えば、腰痛の場合、一般的には痛みの原因について、背骨が変形、椎間板の潰れなどのレントゲン画像だけで判断するケースが多い。しかし、背骨や椎間板の変形は老化現象のため、加齢に伴って誰でも進行していくが、実は痛みとは関係がないと渡辺院長。

「80代で元気に運動している方もいらっしゃるくらいです。背骨や椎間板の変形があっても痛みは取ることができます。なぜなら、痛みの原因は背骨や椎間板の変形ではないからです」

渡辺院長によると、実は腰、骨盤まわりの筋肉や関節の組織が固くなることにより痛みを発生させているのだという。腰痛の原因は腰椎椎間板ヘルニア、脊柱管狭窄症、腰椎分離症、すべり症、変形性腰椎症など背骨の変形が炎症や神経症状を引き起こすことで発症すると考えられている。また加齢、筋力低下、運動不足、体重増加も腰痛の原因になるとされているため、運動、減量、筋トレが推奨されている。一般的な対処法としては服薬、コルセット、安静、リハビリ、注射が行われるが最終的には手術が検討される。しかし、渡辺院長は、

「痛みの本当の原因は腰、骨盤まわりの筋肉です。特に殿筋、腸腰筋、腰方形筋、大腿四頭筋、内転筋、ハムストリングなど腰椎、骨盤の動作に関連する筋肉が固く緊張することによって痛みを発症しているケースがほとんどなのです。そして、これらの筋肉を固くさせてしまうのが

重心のバランスと身体の使い方の問題です。股関節、骨盤、膝、足首のバランス、立ち方、歩き方、日常生活での過ごし方の中に骨盤まわりの筋肉に負担をかけてしまっている原因が必ずあるのです」と語る。

同院の患者さんに非常に多いという膝の痛みについても同様だと渡辺院長。一般的には膝の痛みの原因について、半月板が欠けている、割れている、すり減っているといった半月板が損傷しているMRIの画像に写る状態だけで判断してしまうケースが多い。患者さんも「半月板損傷イコール手術」のイメージがあるため、病名を聞いただけで怖くなってしまいがちだが、渡辺院長は、

「実は老化に伴って半月板の損傷は誰でも進行していくものであり、本当は痛みとは関係がありません。半月板は損傷していたとしても、『痛みを取ること』は可能なのです。なぜなら痛みの原因は半月板の損傷ではなく、膝まわりの筋肉や関節の組織が固くなることによって痛みを発生させているからです。先日も病院で手術をすすめられたという患者さんが、膝のサポーターをすることもなく、仕事ができるようになり大喜びで報告に来られました」

と笑顔を見せる。このように渡辺院長のもとには、「どこに行っても痛みがなくならない」と困り果てた患者さんが数多く来院しているのだ。

「半月板は膝関節を構成する大腿骨と脛骨の間にある軟骨様の組織でクッションの役割を果た

しています。この組織が損傷することにより発症すると考えられています。症状の初期では歩き始めや立ち上がりといった動き始めに痛いという特徴がありますが、しばらく休めば良くなります。症状が進行していくと歩く度に痛い、階段の昇降が徐々に困難になり、正座やしゃがむといった膝を曲げる動作ができない、安静にしていても痛い、膝が曲がったまま伸ばせない……と状態も次第に進行していきます。そのほか、水が膝に溜まって大きく腫れる患者さんも数多く見られます」

対処法としては、痛み止め、注射、リハビリ、膝のサポーター、筋力強化の運動が行われ、それでも改善しない場合には、手術が選択されることになるのが一般的だろう。しかし、痛みの本当の原因は筋肉にある、と渡辺院長。

「特に大腿四頭筋、ハムストリング、下腿三頭筋などの膝の動作に関連する筋肉が固く緊張することによって症状を発症しているケースがほとんどです。そして、これらの筋肉を固くさせてしまう原因がやはり身体の使い方と重心バランスです。股関節や足関節のバランス、歩き方、立ち方、日常生活での過ごし方の中に膝まわりの筋肉に負担をかけてしまっている原因が必ずあります」

このように渡辺院長は、腰痛、膝痛をはじめとしたさまざまな症状の原因は画像だけでは判断ができないと語る。

「画像には写らない筋肉の状態、関節の動き、身体の使い方、日常生活、症状への理解などが大きく影響するため、本当の原因を探し、必要な施術法を行うことが大切です。それらを総合的に判断し、アプローチしていくことが症状の根本改善につながっていきます」これが渡辺院長の基本的な治療方針なのだ。

頭痛の主な原因は首まわりの筋肉が固まり、可動域が狭くなったこと

頭痛の場合、患者さんからよく聞くのが、

「ストレートネックだから頭痛がする」

という言葉だと渡辺院長。整形外科などで、

「ストレートネックですね。頭痛の原因でもありますね」

などと医師から告げられると、

「ああ、頭痛がするのは仕方がないんだ……」

と諦めて受け入れてしまう傾向が強いという。

ストレートネックとは、重い頭をバランスよく支えるために頸椎は緩やかなCのようなカーブを描いているのが正常な状態だが、このカーブがなくまっすぐになっている状態の頸椎のこ

とだ。スマートフォンやパソコンなどの長時間使用で首を前に出す前傾姿勢が、頸椎のカーブを崩す原因と言われている。

しかし、渡辺院長はストレートネックが頭痛の原因とするのは間違いだと語る。

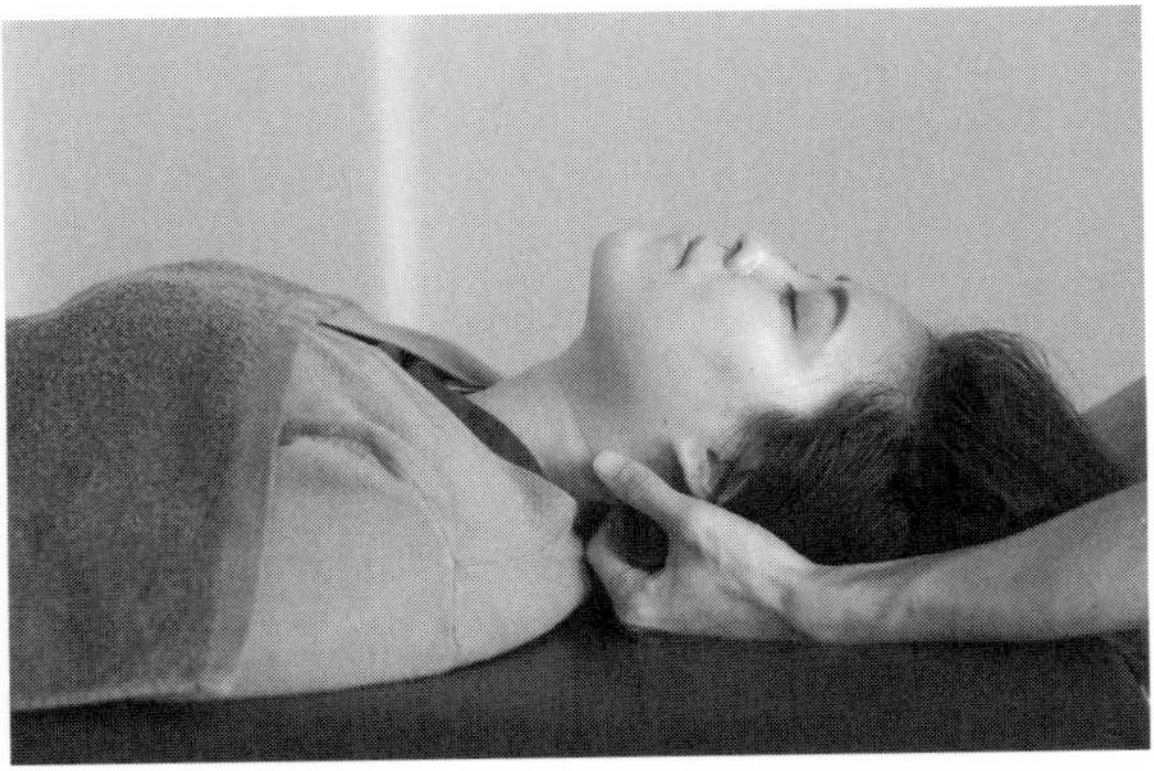

「患者さんが理解したうえで施術をすると効果も違う」と渡辺院長

「ストレートネックが頭痛の原因であるというのなら、ストレートネックでも頭痛がない人がいるのはなぜなのか……、ということです。本当にストレートネックが頭痛の原因なのかを今一度考えてみてほしいと思います。つまり、ストレートネックと告げられた途端に、多くの患者さんは、頭痛の原因はストレートネックにある、と安易に思い込んでしまうということです。しかし、大部分の患者さんの場合、頭痛の原因は違うところにあります」

来院する患者さんで頭痛を訴える人のほとんどが、首や肩まわりの筋肉が固まっているのだという。このため首の可動域が狭くなり、首が正常に動くべき範囲まで動かせなくなっているのだ。そして、何よ

りも問題なのが、

「それに気がついていない人がほとんどだという点です」

と渡辺院長。そのことに患者さん自身に気がついてもらうこと、それこそが治療の最初の一歩だと語る。

「そもそも、ストレートネックは治らないから頭痛になるのは仕方がないと患者さん自身が思っているにもかかわらず、来院されること自体に矛盾があるのですが、そのあたりの理解不足もあるように感じます」

つまり、患者さん自身が持っている、頭痛や身体についての情報を整理し、正しく導いてあげることが大切だと渡辺院長は力を込める。

「患者さんは、原因は分からないが気がついたら頭痛がしている状況です。特に病院での診察を受けたのにもかかわらず、頭の痛みの原因が分からない、そして頭痛が続くことに対して、不安になり、恐怖心を抱きます。ところが、何が原因で痛みが生じているのかを説明するだけでも不思議なことに症状は改善していくのです。そして、どのように治療をしていくかを理解してもらう。つまり、患者さんにとっては、原因も何をすれば改善するかも分からなかった状態から、先が見えてきて改善の道筋を知ることができたということです。これはすべての痛みの症状について言えることでもあります」

痛みの原因が分かれば、治療側はもちろんだが患者側もやるべきことが見えてくる。まずはこの地点に患者さんを立たせることが、症状緩和へとつながっていくということだ。

治療家の一方的な施術ではなく、患者さんと共にゴールを目指す

頭痛を訴える患者さんは数多く訪れるが、特に女性に多いという。頭痛には、片頭痛、群発頭痛、緊張型頭痛などいくつか種類が挙げられるが、渡辺院長は痛みが引き起こされる原因に違いはないため、これらを分けることは特にしていないという。

「症状はみなさん同じで、締め付けられる、重いと訴えます。特に40代から60代に多く、更年期や生理など女性ホルモンの関係もあると思います。そのほか、一日中デスクワークを続けている人も多いですね。また、頭痛に悩む患者さんの場合、多くが病院へも足を運んでいますので、服薬の副作用というケースもあります」

頭痛が改善しない患者さんの場合、整形外科をはじめ、脳神経外科など、さまざまな診療科を巡るケースも多い。それでも改善しなければ、心療内科への受診をすすめられると渡辺院長。つまり、最終的には頭痛はメンタル的な問題に起因している可能性があると考えられてしまうのだ。いずれにしても、それぞれの診療科で処方される薬の服用をするしか対処法はない。し

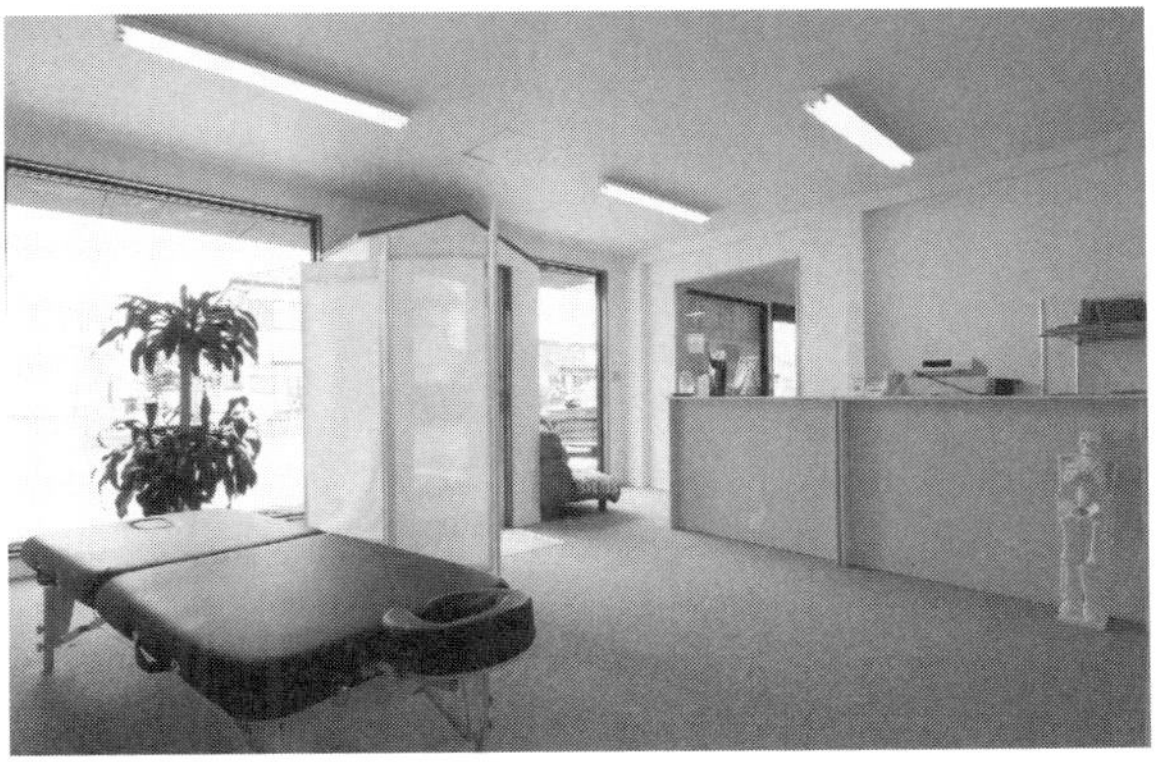
白で統一され、広々とした院内は、清潔な印象を与えてくれる

かし、薬は、その場しのぎにしかならないことが多く解決には至らない。結果、頭の痛みが改善されることはなく、なかには少しずつ悪化していくケースも散見されるという。

渡辺院長が考える頭痛の原因は、

「首や肩まわりの筋肉が固まってしまっていることと、それによって、首の可動範囲が狭くなっているのが主な原因です。通常であれば動く標準範囲まで動かせなくなっている。ところが、ほとんどの人がそれに気づいていない」

つまり、頭痛の患者さん自身は、

「自分の首は正常に動かすことができている！」

と信じて疑っていないのだ。

「標準範囲から言えば、まったく可動域が狭いにもかかわらず、それに気がついていないのです。例えば、患者さんに『上を向いてください』とお願いすると、首はほとんど動かすことなく目だけで天井を見るケースが散見されます。ところが本人はしっかりと首を動かして上を向いていると思っているのです。『振り向いて背後を見てください』とお願いするときも同様です。上半身はそのままの状態で首を動かしてほしいのですが、多くの患者さんは上半身ごと振り向いているのです」

日常生活のなかで、上を向いたり、振り返るという動作を、首を動かすことなく行っているという事実に気がついていない患者さんがほとんどだという。そこで渡辺院長は、患者さんの動きを写真におさめることで気づいてもらうようにしている。

「患者さんに上を向いたり、振り返ったりしてもらい、その状態を写真撮影します。患者さんは自分の姿を自分の目で見てはじめて、『ああ、確かにそうですね』と、首が動いていないことに気がつき、そして驚き納得してくれます。これが、私が大切にしている治療の最初の一歩である『患者さんに理解してもらう』ということなのです」

同院では、初回の診察の際に約1時間半の時間をとり、問診を重視している。これは「施術治療だけで人の身体が変えられるわけがない」という渡辺院長の強い思いがあるためだ。そのためにも患者さんとの信頼関係は非常に重要になる。初回の診察の段階では、頭痛に限らず、他の痛みや不調などの症状に対する患者さんの理解はほぼ間違っていると渡辺院長。

「患者さん自身に症状に対しての正しい理解をしてもらうためには、どのように伝えるかも大切にする必要があります。私から一方的に正しい答えを説明しても患者さんはなかなか理解することができません。本院では『あくまでも主役は患者さんである』という治療方針のもと、患者さんが気づくようにナビゲートしています。施術を受ける際にも、患者さんが症状の原因を理解した上で施術を受けるのとそうでないのでは、効果も大きく違ってきます」

例えば、ヘルニアで手術の必要があるという診断を受け、脚を引きずって来院したある患者さんの場合、特に臀部から太もも裏に痛みと痺れがあったという。

「初回の問診の段階で、症状の原因はヘルニアではなく筋肉が固まり痛みと痺れが出ていることを理解してもらえました。すると2回目の施術で普通に歩行できるようになり帰宅されました。その患者さんは50代の男性だったのですが、ある程度の年齢を過ぎれば、ＭＲＩの撮影で何らかの異常が写るのは当たり前だと私は考えています。ただ、病院でそういった画像を見せられ、医師から説明を受ければ、悪い言い方をすれば洗脳されてしまうのは致し方ありません」

もちろん医師の判断が正しいケースもないわけではないが、原因がヘルニアであるとの刷り込みをされてしまうと、その思い込みはなかなか解けるものではない。渡辺院長は、刷り込まれた情報で症状を悪化させている患者さんを数多く見てきたと顔を曇らせる。また、近年はネットや動画などでさまざまな情報が飛び交い、患者さんは藁をも掴む思いで、それらを閲覧し、理解したと勘違いして来院することも多いという。

「本当の原因を見極め、そういった洗脳、刷り込みのようなもの、あるいは患者さんが独学で学んだ情報に間違いがあるのであれば、本当の原因を理解してもらったうえで行う施術となります。ここで大切なのが、難しい単語は使わず、写真などを利用することで、素人である患者さんに分かるように説明することです」

患者さんの症状の原因の理解が大切なのは、頭痛の患者さんの場合、首の筋肉が固まらない生活習慣をレクチャーして渡辺院長と一緒になって改善を目指す必要があるからだ。

「患者さんと治療家が同じ方向を向き、ゴールを目指す、これが症状を改善させるために不可欠であり、私が重視している治療方針でもあります」

患者さんには、治りが早い人と改善のスピードが遅い人がいるという。その理由を尋ねると、

「素直な患者さんは治りが早いですね。考えが凝り固まっている人は、人の話を受け入れてくれないので、なかなか難しいですね」

と渡辺院長は苦笑いする。「あくまでも治療は患者さんが主役」との言葉通り、症状の原因をしっかりと見極め、患者さんに理解してもらったうえで、共にゴールを目指す治療を実践する。この同院の治療方針が多くの患者さんの信頼を得て、地元で頼りにされる理由なのだろう。

（取材・文／松岡）

神ワザ治療院の連絡先

（掲載順）

院名	所在地	電話番号
青山スポーツ整体院	静岡県伊豆の国市四日町 164-11 2F	090-2449-1808
骨格調律サロングレース	岡山県岡山市南区立川町 3-26	086-238-6117
スッキリ整骨院	東京都小平市花小金井 1-3-26	042-461-1187
オフィスシマザキ	東京都青梅市今寺 3-385-6	0428-33-3939
葉山整体院	山形県村山市湯野沢上荒敷 970-1	090-3366-1290
ひかりＬ＆Ａ／ 泉尾ひかり鍼灸整骨院	大阪府大阪市西区九条 1-21-21	06-6582-8835
ふじの整骨鍼灸院	埼玉県上尾市川 236-1 第三加藤マンション	048-782-5813
桜ヶ丘整体院	東京都多摩市関戸 4-23-1 関戸ビル 6F	042-373-8678
バランス工房 Naturica	神奈川県川崎市幸区中幸町 3-8 ロックヒルズ 10 2F	044-223-8489
山梨甲府整体院	山梨県甲府市大里町 1876-1 ドリームハウス 3 101	055-209-2072

著者プロフィール

文芸社治療院特別取材班

萩原 忠久（はぎわら ただひさ）／ライター。栃木県出身。法政大学卒業。経済専門誌出版社などを経て独立。ビジネス、医療から自叙伝まで幅広く執筆。

松岡 理恵（まつおか りえ）／ライター兼編集者。編集制作プロダクション、出版社などを経て独立。一般誌、書籍、ならびに広告タイアップなどの編集・取材・原稿作成を担当。

慢性頭痛を改善に導く神ワザ治療院 10 選

神ワザシリーズ

2023年10月15日　初版第１刷発行

著　者　文芸社治療院特別取材班
発行者　瓜谷 綱延
発行所　株式会社文芸社
〒160-0022　東京都新宿区新宿１－10－１
電話　03-5369-3060（代表）
03-5369-2299（販売）

印刷所　株式会社暁印刷

ISBN978-4-286-24495-2